Ulrike Gonder

Ernährung

Wissen was stimmt

HERDER spektrum

Band 6001

Das Buch

Kaum ein Thema unseres Alltags ist so umstritten wie die Ernährung. Jede Saison werden wir mit neuen Erkenntnissen der Ernährungswissenschaft überrascht, lernen neue Diäten kennen, nur um wenig später zu lesen, warum sie nichts nützen und gar gesundheitsschädlich sind. Macht Fett fett? Sind unsere Kinder zu dick? Ist Vollkorn gesund? Wie sieht es mit der Qualität unserer Lebensmittel aus, wie mit ihrer Belastung? Und welche Bedeutung schenken wir der Ernährung in unserem Alltag? Die Ernährungswissenschaftlerin Ulrike Gonder geht ihr Thema aus neuen Blickwinkeln an, zeigt, wie Ernährung biologisch »funktioniert« und dass Essen mehr ist als bloße Nahrungsaufnahme. Ein Plädoyer für mehr Mut und Gelassenheit bei Tisch.

Die Autorin

Ulrike Gonder, geb. 1961, arbeitet selbständig als freie Wissenschaftsjournalistin, Buchautorin, Referentin und Dozentin.

Ulrike Gonder

Ernährung

Wissen was stimmt

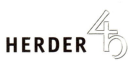

FREIBURG · BASEL · WIEN

Anmerkung:
Die mit einem * gekennzeichneten Begriffe finden sich im Glossar erläutert.

Originalausgabe

© Verlag Herder Freiburg im Breisgau 2008
Alle Rechte vorbehalten
www.herder.de

Umschlagkonzeption und -gestaltung:
R·M·E Eschlbeck / Botzenhardt / Kreuzer
Umschlagmotiv: © plainpicture
Foto: © Marita Steuernagel

Herstellung: fgb · freiburger graphische betriebe
www.fgb.de

Gedruckt auf umweltfreundlichem, chlorfrei gebleichtem Papier
Printed in Germany

ISBN: 978-3-451-06001-4

Inhalt

1. Einleitung	**9**
2. Ernährung als Versorgung des Körpers	**11**

»Wir essen, um satt zu werden«
Lebensmittel und Nährstoffe: Was wir
brauchen … 11

»Die Nahrung wird verbrannt«
Wie der Körper Energie und Nährstoffe
gewinnt … 19

3. Ernährung – mehr als Nährstoffe … **25**

»Wir essen, weil es schmeckt«
Was Schmecken und Riechen zur gesunden
Ernährung beitragen … 25

»Essen hält die Familie zusammen«
Die sozialen Aspekte des Essens … 32

»Wir müssen uns bewusst gesund ernähren«
Zwischen Ausgewogenheit, Triebbefriedigung
und Lustgewinn … 35

4. Ernährung und Körpergewicht … **41**

»Wir müssen auf unser Gewicht achten«
Zwischen Genen und Genüssen:
Was unser Gewicht bestimmt … 41

»Diäten machen schlank«
Warum Diäten oft versagen … 48

»Unsere Kinder sind zu dick«
Warum Essstörungen zunehmen und wie man
Kinder stark macht — 52

5. Ernährung und Lebensmittel — 57
»Weniger tierische Lebensmittel wären besser«
Fleisch und Milch, Eier und Fisch, Käse und Wurst:
ihr Beitrag zur gesunden Ernährung — 57

»Obst und Gemüse sind Vitaminbomben«
Was Vegetabilien können und was nicht — 62

»Vollkorn ist gesund«
Was Müller und Bäcker zur gesunden Ernährung
beitragen können — 68

»Trinken kann man nie genug!«
Wasser marsch: Wie viel und was wir trinken sollten — 72

6. Ernährung und Lebensmittelqualität — 77
»Unsere Lebensmittel sind hoch belastet«
Rückstände und Verunreinigungen: Verbesserungen
und Handlungsbedarf — 77

»E-Nummern sind gefährlich«
Zusatzstoffe: sinnvolle, überflüssige und problematische — 85

»Bio ist gut für Mensch, Tier und Umwelt«
Wo Bio-Lebensmittel besser sind und wo nicht — 91

7. Ernährung zwischen Gesundheit und Krankheit — 99
»Cholesterin verstopft die Blutgefäße«
Herzinfarkt, Krebs & Co.: Wie hartnäckig sich
Fehlurteile und Halbwahrheiten halten können — 99

»Fast Food macht dick und krank«
Der Einfluss von Fast Food und anderen
Schnellgerichten — 108

»Man ist, was man isst«
Was ist gesunde Ernährung? 114

»Da kennt sich ja keiner mehr aus«
Mut zur Wissenslücke 118

8. Schluss: Wider den Ess-Stress! **123**

Anhang
Glossar 125
Empfohlene Nährstoffzufuhr pro Tag 127
Ausgewählte Internetadressen und
vertiefende Literatur 128

Einleitung

Ernährungstipps bekommen wir heute gefragt und ungefragt, in unüberschaubarer Menge und sehr unterschiedlicher Qualität: Achten Sie auf Ihr Gewicht, seien Sie geizig mit Fett, aber verwenden Sie reichlich pflanzliche Fette, essen Sie viel Vollkornprodukte, meiden Sie rotes Fleisch, trinken Sie einen halben Liter Milch täglich, aber nur von der mageren Variante. Lassen Sie Ihre Pommes nicht zu lange in der Friteuse, trösten Sie Ihr Kind nicht mit Süßem und putzen Sie ihm und sich nach jedem Essen die Zähne …

Nie war essen und trinken komplizierter! Diesen Eindruck muss unweigerlich gewinnen, wer sich heutzutage mit gesunder Ernährung befasst. Der an sich genussvolle und natürliche Vorgang der Nahrungsaufnahme scheint ein schwieriges und gefährliches Unterfangen geworden zu sein, das sich ohne professionelle Hilfe und gewiefte Tricks kaum mehr bewerkstelligen lässt. Da lauern nicht nur Hüftspeck und Karies, auch Herzinfarkt, Diabetes, Krebs und Knochenschwäche scheinen den Esser bei jedem Bissen zu bedrohen. Nur Grünzeug, Entfettetes und schwach Gegartes bekommt den Segen der »Experten«, die sich aber keineswegs einig über die »richtige« Ernährung sind. Der eine schwört auf Rohes, andere auf hohe Kochkunst, mal sind die tierischen Lebensmittel »böse«, mal besonders wertvoll. Eindeutig scheint nur das Feindbild: das über-

Abenteuer Nahrungsaufnahme

reichliche Angebot an Essbarem und ein augenscheinlich stets gieriger und unbelehrbarer Körper! Beides gilt es mit Hilfe der vielen Regeln, mit Appellen an den Verstand und Verzichtsanleitungen zu bekämpfen.

Wer sich als braver Esser und kritischer Verbraucher Mühe gibt, all die Tipps und Regeln einzuhalten, erlebt nicht selten sein blaues Wunder: Von allzu viel Vollkorn gibt es schon mal Blähungen und Darmpilze, zu viel Rohkost kann den Zähnen schaden. Die Lust auf ein Stück Fleisch mag einfach nicht verschwinden, und auch die Butter schmeckt trotz aller Blutgefäß-Verstopfung-Szenarien immer noch delikater als vitaminierte Halbfettaufstriche. Vollfette Milch mundet allemal besser als die ernährungstheoretisch korrekte, durchsichtige Magermilch. Zudem fehlt bis heute ein Nachweis dafür, dass Milch, Cholesterin, Butter oder Eier dem Herzen schaden oder dass viel Grünzeug vor Krebs schützt. Das wiederum schadet dem Image der Ernährungswissenschaften und nährt die Zweifel an ihren pauschalen und oft genug lustfeindlichen Ratschlägen. Höchste Zeit also, das Thema Ernährung ein wenig zu entwirren, es individueller und biologischer, aber auch gelassener anzugehen. Damit das Essen wieder schmeckt und die Verunsicherung bei Tisch keine Chance hat.

> **Vorsicht beim Lesen von Ernährungstipps.**
> **Du könntest an einem Druckfehler sterben.**
> **(sehr frei nach Mark Twain)**

Ernährung als Versorgung des Körpers

»Wir essen, um satt zu werden«

Lebensmittel und Nährstoffe: Was wir brauchen

Warum essen wir? Weil wir hungrig sind oder Appetit bekamen? Aber wo kam der Appetit her und warum wurden wir hungrig? Weil alle unsere Lebensvorgänge Energie und Nährstoffe verbrauchen: das Atmen, das Hören und Sehen, das Wachsen, das Lernen, das Herumsitzen und das Arbeiten, das Sporttreiben, das Nachdenken und das Feiern, die Schwangerschaft und das Stillen, das Fiebern, das Heilen von Wunden, das Gesundwerden und das Kranksein, ja sogar das Schlafen und das Essen selbst. Denn auch das Verdauen und Verwerten der Nahrung kostet Energie und benötigt Nährstoffe. Die Nahrung versorgt uns mit Energie und Nährstoffen, mit all den Bau-, Brenn- und Wirkstoffen, die wir zum Leben benötigen.

Unsere Lebensmittel enthalten aber nicht nur Nahrhaftes. Schließlich sind die Kartoffel und das Schaf, die Birne und der Hering, das Weizenkorn und das Schwein, die Milchkuh und das Huhn nicht in erster Linie auf dieser Welt, um Men-

Nähr- und Abwehrstoffe

schen zu nähren. Sie sind selbst Lebewesen, die wachsen und lernen, arbeiten und ruhen, sich vermehren und sich wehren müssen. Deswegen bestehen sie nicht nur aus Nährstoffen für Menschen, sondern einer Fülle weiterer Stoffe, die für Menschen nützlich, uninteressant oder problematisch sein können. Die problematischen, wie zum Beispiel manche sekundären Pflanzenstoffe* in den Randschichten der Getreidekörner, die eigentlich Abwehrstoffe sind, müssen wir abtrennen oder zerstören. Deswegen verarbeiten wir unsere Lebensmittel, schälen, kochen, backen oder vergären sie. Die Verarbeitung beeinflusst auch die Verfügbarkeit der nützlichen Stoffe – im Positiven wie im Negativen. Zu den nützlichen Pflanzenstoffen gehören manche Ballaststoffe und weitere Vertreter der sekundären Pflanzenstoffe. Sie sind zwar nicht lebensnotwendig, aber doch gesundheitsförderlich, etwa indem sie die Verdauung fördern, das Immunsystem unterstützen, Gifte binden oder schädliche Bakterien töten.

Nährstoff Wasser Mengenmäßig ist Wasser der wichtigste Nährstoff: Unser Körper besteht zu 50 bis 60 Prozent daraus. Die unvermeidlichen täglichen Verluste müssen ausgeglichen werden, denn das Wasser dient als Löse- und Transportmittel, als Reaktionsmedium und Wärmeregulator. Wird uns zu warm, sei es durch Arbeit, Sport, Stress oder Sonnenschein, müssen die hitzeempfindlichen Eiweiße im Körper geschützt werden. Wir beginnen zu schwitzen: Wasser tritt auf die Haut und verdunstet, das kühlt den Körper herunter. Deswegen liebt man in heißen Ländern scharfe Ge-

ERNÄHRUNG ALS VERSORGUNG DES KÖRPERS

richte und heißen Kaffee oder Tee: Sie erzeugen feinste Schweißperlen, die helfen, die Körpertemperatur zu regulieren.

Die wichtigsten »Brennstoffe« des Körpers sind Fette und Kohlenhydrate. Eiweiß kann ebenfalls zur Energiegewinnung herangezogen werden, die beiden anderen Nährstoffe sind dafür jedoch begehrter, weil es für das Eiweiß wichtigere Aufgaben gibt. Auch Alkohol liefert Kalorien, er wird sogar immer als Erstes »verbrannt«. Das ist eine Strategie des Körpers, um Schäden durch Alkohol abzuwenden, um ihn so rasch wie möglich zu entgiften.

»Brennstoffe«

Neben ihrer Aufgabe als »Brennstoff« erfüllen die Nährstoffe weitere Aufgaben: So werden Fette und Eiweiße für die Zellmembranen gebraucht, die jede einzelne Körperzelle umhüllen, schützen und mit anderen Zellen in Kontakt treten lassen. Manche Fettbausteine, die essenziellen* Fettsäuren (Linol- und Alpha-Linolensäure sowie deren längerkettige Abkömmlinge DHA* und EPA*), haben vitaminähnliche Funktionen. Eiweiße sind ein bedeutender Baustoff der Organe, vom Muskel über das Herz bis zu Haut und Knochen. Kohlenhydrate dienen roten Blutkörperchen und Immunzellen als Signalstoffe und sind ein Bestandteil jener Schleimschichten, die sämtliche inneren Körperoberflächen auskleiden und schützen, wie Speichel und Magenschleim.

Bau- und Wirkstoffe

Die überwiegende Zahl der Nährstoffe liefert überhaupt keine Energie – und dennoch sind diese Stoffe lebensnotwendig: In Mengen von

Vitamine

tausendstel und millionstel Gramm (Milli- bzw. Mikrogramm) sorgen sie dafür, dass unser Stoffwechsel rund läuft: Wasserlösliche Vitamine der B-Gruppe etwa helfen bei der Energiegewinnung aus Fett, Eiweiß und Kohlenhydraten. Vitamin C brauchen wir für ein intaktes Bindegewebe, ein schlagfertiges Immunsystem, eine reibungslose Wundheilung und die Bildung bestimmter Botenstoffe im Gehirn. Die fettlöslichen Vitamine A, D, E und K wirken bei der Blutgerinnung, im Zellschutz und im Immunsystem mit. Jedes Vitamin ist in eine Fülle von Stoffwechselwegen eingebunden, von der Blutbildung über die Zellteilung bis hin zum Nachwachsen von Sinnes-, Haut- oder Keimzellen. Meist wirken mehrere Vitamine an einer »Baustelle« zusammen.

Es wäre also irreführend, einzelne Vitamine als besonders wichtig oder gar eines als das Allerwichtigste zu bezeichnen. Fehlt auch nur ein Vitamin, wird der Mensch krank, und im Extremfall stirbt er. Denn ein Vitamin ist ein lebensnotwendiger Stoff, den wir selbst nicht (oder nur in unzureichender Menge) herstellen können und den wir folglich zwingend mit der Nahrung aufnehmen müssen, um gesund zu bleiben. Die Ausnahme von dieser Regel ist das Vitamin D, das für eine geregelte Zellteilung, gesunde Knochen und das Immunsystem unentbehrlich ist: Vitamin D kann der Körper unter dem Einfluss von Sonnenlicht in der Haut selbst herstellen.

Mineralstoffe Bleiben noch die Mineralstoffe, die wie das Wasser anorganische Nahrungsbestandteile sind, also der unbelebten Natur entstammen. Sie dienen häufig als Baustoff, wie etwa Kalzium, Phosphor und Magnesium, die einen Großteil der Knochen- und Zahnsubstanz ausmachen. Andererseits finden sie sich auch gelöst im Blut und in den Körperzellen, wo sie Enzyme aktivieren und deaktivieren oder die Muskelkontraktion ermöglichen. Auch Natrium und Kalium sind in den verschiedenen Körperflüssigkeiten gelöst, sie regulieren den Wasserhaushalt und den Blutdruck. Kalium sorgt zudem für einen regelmäßigen Herzschlag; Chlorid ist Bestandteil der desinfizierenden Magensäure.

Spuren- und Mengenelemente

Die Abgrenzung der Spurenelemente von den eben genannten Mengenelementen ist rein akademischer Natur. Beides sind Mineralstoffe. Zu welcher Gruppe sie gehören hängt lediglich davon ab, ob die benötigte Menge 50 mg täglich über- oder unterschreitet. Einen praktischen Nutzen hat diese Aufteilung nicht. Zu den Spurenelementen gehören das Eisen für den Sauerstofftransport in den roten Blutkörperchen, das Jod für die Schilddrüsenhormone, Zink und Chrom für die Aktivierung von Enzymen und zur Unterstützung der Insulinwirkung.

Bedarf an Nährstoffen

Wie viel brauchen wir von alledem? Die ehrliche Antwort lautet: Wir wissen es nicht genau. Denn jeder Mensch ist anders und benötigt daher unterschiedlich viele Nährstoffe. Bis heute existieren nicht für alle Nährstoffe ausreichend gute Daten über den Bedarf. Daher gibt die Deutsche Gesellschaft für Ernährung (DGE) in Bonn auch nur für 17 der heute bekannten Nährstoffe Zufuhrempfehlungen heraus (s. Anhang). Diese Empfehlungen benennen nicht etwa den exakten Bedarf. Die Werte sind mit üppigen Sicherheitszuschlägen versehen, sodass es sich um gesundheitspolitisch wünschenswerte Zufuhrmengen handelt. Sie dürfen keinesfalls zur Beurteilung des Ernährungszustandes von Einzelpersonen herangezogen werden.

> **Für alle anderen Nährstoffe gibt es nicht einmal Empfehlungen, sondern nur »Schätz- und Richtwerte für eine angemessene Zufuhr«. Ein überscharfes Rechnen mit solchen Zahlen verbietet sich von selbst. Ein Beispiel: Auch wenn die DGE schätzt, dass Erwachsene mit 12–15 mg Vitamin E täglich optimal versorgt sind, darf daraus nicht geschlossen werden, dass jemand, der nur 10 mg zu sich nimmt, mangelernährt sei. Ernährungsmängel können nur anhand einer ärztlichen Diagnose festgestellt werden.**

Mangelerkrankungen

Wirklich ausgeprägte Vitamin- oder Mineralstoffmangelkrankheiten wie etwa den Skorbut der mittelalterlichen Seeleute gibt es in unseren Breiten kaum noch. Denn sobald genug zu essen da ist, legt der Körper Reserven an, mit denen er Engpässe überbrückt. Bei sehr einseitiger Kost (z. B. Diäten), bei Alkoholabhängigen, bei Patienten mit bestimmten Erkrankungen oder Verletzungen der Verdauungsorgane, kann es zur unzureichenden Versorgung und auch zu Mangelerscheinungen kommen. Häufig sind dann mehrere Nährstoffe betroffen, nicht einzelne Vitamine oder Mineralstoffe. Auch die Energieversorgung kann ungenügend werden, etwa wenn der Appetit gestört oder der Energieverbrauch durch hohe Aktivität oder zehrende Krankheiten gesteigert ist. Ein gesunder Mensch benötigt aber weder Tabellen noch Rechenschieber oder Nährwertempfehlungen: Bei einer auch nur halbwegs abwechslungsreichen Kost sorgt der Körper selbst dafür, dass er bekommt, was er braucht.

Lebensmittel	lebensnotwendige Nährstoffe	
Getränke, Obst, Gemüse, Salate, Milch	Wasser	mengenmäßig wichtigster Körperbestandteil
Fleisch, Fisch, Ei, Milch(-produkte), Getreide, Nüsse, Hülsenfrüchte	Eiweiße (Proteine)	aufgebaut aus Aminosäuren, je nach Gehalt unterschiedliche biologische Wertigkeit*
Fette, Öle, Wurst, Käse, Sahne, Nüsse, Gebäck, Süßigkeiten	Fette	aufgebaut aus Glycerin und unterschiedlich langen, gesättigten oder ungesättigten Fettsäuren
Fleisch, Fisch, Milch, Eier, Innereien, Gemüse, Salate, Obst, Getreide, Kartoffeln, Fette und Öle	Vitamine – fettlösliche – wasserlösliche	A, D, E und K sowie Carotine (pflanzliche Vitamin-A-Vorstufen) Vitamine der B-Gruppe (= B1, B2, B6, B12, Niacin, Folsäure, Pantothensäure, Biotin) und Vitamin C

ERNÄHRUNG ALS VERSORGUNG DES KÖRPERS

Lebensmittel	lebensnotwendige Nährstoffe	
Fleisch, Fisch, Milch, Eier, Innereien, Gemüse, Salate, Obst, Salz	Mineralstoffe	
	– Mengenelemente	Kalzium, Phosphor, Natrium, Chlor, Magnesium, Kalium, Schwefel
	– Spurenelemente	Eisen, Jod, Zink, Selen, Fluor, Kupfer, Mangan, Chrom, Molybdän, Kobalt, Nickel
	nützlich, aber nicht lebensnotwendig	
Getreide, Hülsenfrüchte, Kartoffeln, Rüben, Süßgetränke, Milch(-produkte)	Kohlenhydrate	Einfachzucker (z. B. Trauben- oder Fruchtzucker), Zweifachzucker (z. B. Kristall- oder Milchzucker) und Vielfachzucker aus langen, z. T. verzweigten Ketten (Stärke, Glykogen*)
Vollkorngetreide, Hülsenfrüchte, Obst, Gemüse, Kartoffeln	Ballaststoffe	v. a. unverdauliche Pflanzenfasern
wie oben, plus Kaffee, Tee, Kakao, Gewürze, Kräuter	sekundäre Pflanzenstoffe	große Gruppe mit vielfältigen, positiven wie negativen Wirkungen

ERNÄHRUNG ALS VERSORGUNG DES KÖRPERS

»Die Nahrung wird verbrannt«

Wie der Körper Energie und Nährstoffe gewinnt

Die Nahrung wird tatsächlich verbrannt, und zwar dann, wenn ihr Kaloriengehalt ermittelt werden soll. Zu diesem Zweck gibt man die Lebensmittel in sogenannte Bomben- oder Verbrennungskalorimeter. Das sind isolierte, wassergefüllte Metallgefäße, in deren Innerem sich eine Brennkammer befindet. Darin lassen sich Lebensmittel unter Sauerstoffzugabe vollständig verbrennen. Die dabei entstehende Hitze erwärmt das umgebende Wasser, und daraus errechnet sich der Energiegehalt der »verschmurgelten« Nahrung: Gemessen wird er in Kilokalorien oder Kilojoule. Jede Kilokalorie (kcal) erwärmt einen Liter Wasser um 1°C.

> 1 Kilokalorie (kcal) = ca. 4 Kilojoule (kJ)
> 1 Kilojoule (kJ) = ca. 0,25 Kilokalorien (kcal)

Auch im Körper werden die Energie liefernden Nährstoffe Fett, Eiweiß und Kohlenhydrate unter Sauerstoffzufuhr (aus der Atmung) »verbrannt«. Aber in unserem Inneren lodert natürlich kein Kohleofen: Die körperlichen »Verbrennungs«-Prozesse verlaufen stufenweise, sodass die in den Nährstoffen gespeicherte Energie häppchenweise freigesetzt wird. Fette und Kohlenhydrate »verbrennen« im Körper vollständig zu Kohlendioxid und Wasser. Eiweiß wird zu Harnstoff abgebaut, der über die Nieren ausgeschieden werden muss. Im Harnstoff steckt zwar noch Energie, wir kön-

Verbrennung im Körper

EINFLUSS DES MENSCHEN

nen sie aber nicht verwerten, weil uns die passenden Enzyme fehlen. Die Energiegewinnung aus Eiweiß ist also unökonomischer als die »Verbrennung« von Fetten und Kohlenhydraten. Dieser Effekt lässt sich zum Abnehmen nutzen.

1 g Fett	1 g Kohlenhydrat	1 g Eiweiß	1 g Alkohol
ca. 9 kcal	ca. 4 kcal	ca. 4 kcal	ca. 7 kcal[#]
ca. 39 kJ	ca. 17 kJ	ca. 17 kJ	ca. 30 kJ[#]

Werte gerundet; # = theoretischer Wert, im Körper ist nur ein Teil davon verfügbar, was mit dem Rest geschieht, ist nicht bekannt (»missing calories«)

Energieverbrauch Die aus den Nährstoffen gewonnene Energie wird entweder als Wärme frei oder für Stoffwechselaktivitäten genutzt. Ein 75 Kilo schwerer Mensch benötigt bei völliger Ruhe etwa 1400 kcal täglich, wobei dieser sogenannte Ruhe- oder Grundumsatz erheblichen individuellen Schwankungen unterliegt. Frauen brauchen aufgrund ihrer geringeren Körperoberfläche etwas weniger, Männer etwas mehr Energie; im Alter sinkt der Bedarf. Zum Grundumsatz kommt der Leistungsumsatz, der vom Ausmaß der körperlichen Aktivitäten abhängt. Eine sitzende Bürotätigkeit erfordert im Durchschnitt etwa 400 kcal zusätzlich pro Tag, bei Schwerarbeitern und Hochleistungssportlern können es mehrere Tausend kcal sein.

Verdauung: Mund Um die Nähr- und Wirkstoffe nutzen zu können, muss die Nahrung aufbereitet werden. Das ist die Aufgabe der Verdauung, die im Mund beginnt, wo das Essen zerkaut und mit Speichel eingeweicht wird. Rund 1,5 Liter dieses besonderen Safts produzieren wir täglich: Er enthält Fluorid, Phosphat und Calcium, womit er die Zähne härtet und repariert. Mit Hilfe von Nitrit und Enzymen tötet er schädliche Bakterien. Stärke- und fettspaltende Enzyme beginnen schon mal mit der Verdauung. Schleimstoffe machen die Bissen gleitfähig, sodass sie besser durch die Speiseröhre in den Magen rutschen können.

Verdauung: Magen

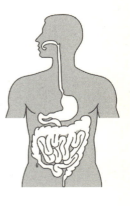

Bis zu 1,5 Liter fasst das beutelartige, muskulöse Organ, das die Nahrung nicht nur zwischenlagert, sondern auch desinfiziert und für die eigentliche Verdauung im Darm vorbereitet. Das besorgt der Magensaft, der Salzsäure sowie fett- und eiweißspaltende Enzyme enthält. Die starke Magensäure (pH-Wert 1) ist ein wichtiger Schutz vor Lebensmittelinfektionen, denn sie tötet Krankheitserreger und andere Mikroorganismen ab. Außerdem lässt sie das Eiweiß aus der Nahrung feinflockig gerinnen und aktiviert die eiweißspaltenden Enzyme. Eine reichliche Beschichtung des Mageninneren mit Schleim verhindert, dass die aggressive Säure die Magenwand angreift und dass die Enzyme den Magen verdauen. Bei zu wenig Schleim oder zu viel Säure drohen Geschwüre.

Fett und Eiweiß hemmen die Magenbewegung und die Entleerung des Mageninhalts. So hält das Gefühl der Sättigung länger an. War das Essen jedoch allzu üppig, liegt es »wie ein Stein im Magen«. Auch Schmerzen, seelische Not, Unterzucker und üble Gerüche schlagen auf den Magen: Vermittelt durch zahlreiche Nervenfasern in der Magenwand beschleunigen oder verlangsamen sie die Magen-

ERNÄHRUNG ALS VERSORGUNG DES KÖRPERS

bewegung. Normalerweise – bei Getränken geht es schneller – ist die Hälfte des Nahrungsbreies nach zwanzig Minuten aus dem Magen in den oberen Dünndarm befördert.

Verdauung: Darm

Rund drei Meter ist der muskulöse Schlauch lang, der sich als Dünndarm durch den Bauchraum windet. Seine wichtigste Aufgabe besteht darin, die Nahrung weiter aufzuspalten, damit die Bruchstücke zusammen mit Wasser, herausgelösten Mineralstoffen und Vitaminen in die Darmzellen transportiert werden können. Von dort gelangen die Nährstoffe ins Blut, das sie im ganzen Körper verteilt. Der Übertritt der Nährstoffe aus dem Darm durch die Darmzellen ins Blut heißt Resorption. Um die Nahrung bestmöglich ausnutzen zu können, ist die Innenseite des Dünndarms stark gefaltet und mit fingerartigen Zotten versehen, die oben einen nochmals stark gewellten Bürstensaum tragen. Würde man alle diese Strukturen glatt bügeln, entstünde eine über 100 m² große Arbeitsfläche.

Kohlenhydrate bestehen aus Zuckern

Für den endgültigen Aufschluss der Nahrung sind auch im Darm Verdauungssäfte nötig, und auch hier sorgt eine Schleimschicht dafür, dass wir uns nicht selbst verdauen. Von den Darmzotten schilfern ständig Zellen ab, zerfallen und geben Verdauungsenzyme frei. Die Bauchspeicheldrüse schickt über einen schmalen Zulauf stärke-, zucker-, eiweiß- und fettspaltende Enzyme:

Amylasen zerlegen langkettige Kohlenhydrate in Zweifachzucker, die von anderen Enzymen in

ERNÄHRUNG ALS VERSORGUNG DES KÖRPERS

Einfachzucker aufgespalten werden. So entsteht aus Stärke und Glykogen* am Ende Traubenzucker (Glukose). Haushaltszucker wird in Trauben- und Fruchtzucker (Fruktose) zerlegt, Milchzucker in Trauben- und Schleimzucker (Galaktose). Diese Einfachzucker werden von den Darmzellen resorbiert und ans Blut weitergegeben.

> Wer an einer Milchzuckerunverträglichkeit leidet, kennt die Folgen einer unzureichenden Kohlenhydratverdauung aus schmerzhafter Erfahrung. Können die Dünndarmzellen keine oder zu wenig Laktase herstellen, jenes Enzym, das den Milchzucker Laktose aufspaltet, kommt es zu Beschwerden wie Blähungen und Durchfällen. Bis zu 15 Prozent der Bevölkerung leiden an einer solchen Laktoseintoleranz (es gibt auch Intoleranzen bei anderen Zuckern), die durch Schäden an der Darmschleimhaut entsteht oder genetisch bedingt ist: Je dunkelhäutiger die Menschen und je weniger sie an den Konsum von Milch im Erwachsenenalter gewöhnt sind, desto häufiger die Laktoseunverträglichkeit.

Im Dünndarm sind auch mehrere eiweißabbauende Enzyme aktiv. Sie setzen die im Magen begonnene Eiweißspaltung fort, wobei zunächst größere Bruchstücke (Peptide) entstehen, die weiter in die Grundbausteine aller Eiweiße, in Aminosäuren, zerlegt werden. Sowohl Peptide als auch Aminosäuren können von Darmzellen aufgenommen und ins Blut abgegeben werden.

Eiweiße bestehen aus Aminosäuren

ERNÄHRUNG ALS VERSORGUNG DES KÖRPERS

Peptide wirken häufig als Signalstoffe, bevor sie in Aminosäuren zerlegt werden.

Fette bestehen aus Glyzerin und Fettsäuren

Fehlt noch die Fettverdauung. Weil sich Fette im wässrigen Darmmilieu schlecht verteilen, müssen sie emulgiert werden. Das besorgt die Gallenflüssigkeit, die aus der Leber in den oberen Dünndarm gelangt und dafür sorgt, dass sich Fett und Verdauungssäfte miteinander vermischen. Nun können die fettspaltenden Enzyme das Fett in Glyzerin und Fettsäuren zerlegen. An jedem Glyzerin hängen in der Regel drei Fettsäuren. Die Enzyme zwacken eine, zwei oder alle drei Fettsäuren ab, sodass ein Mix aus verschiedenen Fettbruchstücken entsteht, die von den Darmzellen aufgenommen werden. Von dort gelangen sie teilweise direkt ins Blut oder werden erneut zu Fetten zusammengesetzt und in die Lymphbahn abgegeben, die erst in Höhe des Halses in den Blutkreislauf mündet.

Die Arbeit des Dünndarms wird durch rhythmische, saugende und pendelnde Bewegungen intensiviert. Wellenförmige Kontraktionen befördern den Speisebrei beziehungsweise das, was nach Verdauung und Resorption noch davon übrig ist, in den knapp eineinhalb Meter langen Dickdarm. Seine Aufgabe ist es, noch mehr Wasser, Mineralstoffe und vielleicht auch noch ein paar Vitamine herauszuziehen. Alles, was nicht verwertbar ist, was nicht verdaut, recycelt oder resorbiert werden konnte, scheidet der Körper aus. Das kann dreimal täglich oder auch nur dreimal pro Woche passieren. Verläuft alles reibungslos, sind wir mit allem Lebensnotwendigen versorgt. Doch Ernährung ist mehr als Nährstoffversorgung.

Ernährung – mehr als Nährstoffe

»Wir essen, weil es schmeckt«

Was Schmecken und Riechen zur gesunden Ernährung beitragen

Essen bietet Lebenslust, Geschmack, Aroma, Wohlbefinden, Trost und Genuss. Darauf kommt natürlich keiner so schnell, wenn von »gesunder Ernährung« die Rede ist. Aber sobald man an ein »leckeres Essen« denkt, tauchen vor dem inneren Auge all die sinnlichen Eindrücke auf. Und es kann sein, dass einem gleich das Wasser im Mund zusammenläuft. Denn vieles, was mit Nahrungsaufnahme und Ernährung zu tun hat, läuft reflexartig und automatisch ab – auch wenn wir uns gerne für gesundheitsbewusste Esser halten, die ihre Nahrung mit viel Sachverstand auswählen.

So entscheiden die beiden »Türsteher« Geruchs- und Geschmackssinn darüber, was hereindarf, was wir als bekömmlich, lecker und wohlschmeckend empfinden und was als ekelhaft, unbekömmlich oder gar giftig abgelehnt wird. Der Geschmackssinn ist der einfachere von beiden.

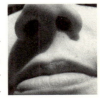

Geruch und Geschmack

Er »denkt« in wenigen, klaren Kategorien, die er mit Hilfe der rund 2000 Geschmacksknospen identifiziert, die auf der Zunge, vereinzelt aber auch am Gaumen und im Rachenraum zu finden sind. In jeder Knospe liegen Sinneszellen mit Rezeptoren für je einen der bis heute bekannten fünf Geschmäcke.

Die fünf Geschmäcke

Wir schmecken süß, sauer, salzig und bitter. Beim fünften Geschmack handelt es sich nicht etwa um scharf: Scharfstoffe reizen keine Geschmacks-, sondern Schmerzrezeptoren. Nummer fünf heißt umami, was so viel wie köstlich bedeutet und für die brühig-fleischige Note herzhafter Gerichte steht. Beschrieben wurde umami in Japan schon vor 100 Jahren, doch stritten sich die Gelehrten lange darüber, ob es nun ein eigenständiger Geschmack oder nur eine Mischung aus den anderen vier Geschmackseindrücken ist. Seit 2002 ein eigenständiger Rezeptor für umami entdeckt wurde, ist klar: Es handelt sich um einen fünften Geschmack.

Umami

Reagiert der Umami-Rezeptor, weiß der Körper, dass sich ein eiweißreiches Lebensmittel wie etwa Fleisch oder reifer Käse im Mund befindet. Nun können die entsprechenden Verdauungssäfte vorbereitet werden. Analoges geschieht, wenn andere Geschmacksrezeptoren aktiviert

Süß

werden: Süß signalisiert dem Organismus, dass kalorienreiche Kohlenhydrate zu erwarten sind und dass die Speise kein Risiko birgt. Denn von Natur aus süße Speisen wie Muttermilch und reife Früchte sind nicht nur nahrhaft und bekömmlich, sondern auch ungiftig. Kein Wunder, dass die Vorliebe für Süßes vielen Säugetieren angeboren ist.

Meldet die Zunge salzig, wird dem Körper die Ankunft von Mineralstoffen signalisiert. Sauer kann Unreifes oder Verdorbenes, aber auch Fermentiertes anzeigen und folglich Ablehnung oder Akzeptanz hervorrufen. Eine Meldung der Bitterrezeptoren ans Gehirn dient seit Urzeiten als Warnung: Viele Gifte schmecken bitter, und so wundert es nicht, dass der Bitterrezeptor tausendmal empfindlicher reagiert als seine Kollegen. Die bei Kindern ausgeprägte Aversion gegen bittere Lebensmittel wie Spinat wird so verständlich, sie ist ebenso wie die Süßvorliebe angeboren. Auch das erste Bier und der erste Kaffee schmecken selten gut. Erst wenn der Körper positive Erfahrungen mit solchen genießbaren bitteren Lebensmitteln gemacht hat, lernt er, sie in Maßen zu mögen.

Salzig, sauer und bitter

Die Informationen der Geschmacksrezeptoren werden mit Hilfe von Nervenfasern ins Gehirn geleitet, das sie zusammen mit den Informationen über die Struktur, Viskosität, Fettigkeit, Konsistenz, mit Kaugeräuschen und Kiefervibrationen, Temperatur, Schärfe und Farbe zu einem umfassenden Sinneseindruck verarbeitet. Und der wirkt auf das Essverhalten zurück. So lässt mit zunehmender Sättigung die Empfindlichkeit der Süßrezeptoren nach und man hört mit dem Essen auf. Umgekehrt gilt Hunger als der beste Koch, weil er die Empfindlichkeit der Geschmacksrezeptoren verstärkt.

Geschmack

Wer gerne gut isst und genießt, wird sich fragen, wie die unendliche Fülle der Aromen mit nur fünf Geschmacksqualitäten wahrnehmbar sein soll. Die Zweifel sind angebracht – es geht nicht. Die Zunge versorgt uns nur mit den Grundqualitäten, das »Feintuning« erledigt die Riechschleimhaut. Und dabei geht es nicht nur um jene Düfte, die über die Nase aufgenommen werden, etwa wenn wir an der leckeren Bratensoße schnuppern. Weil Mund- und Nasenraum hinten im Rachen miteinander verbunden sind, gelangen mit jedem Bissen und mit jedem Schluck auch Hunderte von flüchtigen Substanzen via Mund in die obere Nasenmuschel. Im Alter geht vor allem die Fähigkeit zum Riechen via Mundhöhle verloren. Weil aber gerade dieses retronasale Riechen wichtig für ein umfassendes und differenziertes Geschmackserleben ist, schmeckt es vielen Senioren nicht mehr richtig. Lebensqualität und Ernährungszustand können darunter erheblich leiden.

> **»Geschmack« ist eine Kombination aus vielen Geruchs- und wenigen Geschmackseindrücken.**

Riechen durch Nase und Mund

Die Riechschleimhaut der Nase ist nur wenige Quadratzentimeter groß, beherbergt jedoch bis zu hundert Millionen Riechsinneszellen. Jede von ihnen reagiert auf einen bestimmten Duftstoff und leitet ihre Botschaft mit Hilfe von Nervenfasern in den Riechkolben weiter. So heißt jene Hirnregion, die aus den eingehenden Einzelsignalen komplexe »Geruchsbilder« oder »Duftkarten« zusammensetzt und sie an Hirnregionen weitersendet, die fürs Erkennen und Bewerten der Gerüche zuständig sind. Je nachdem, ob ein Essensduft via Nase oder durch den Mund zur Riechschleimhaut gelangt, reagiert das Hirn anders. Gelangt beispielsweise Schokoladenduft über die Nase ins Gehirn, reagieren andere Hirnregionen als bei Schokoduft, der via Rachenraum eintrifft. So registriert das Gehirn, ob eine Belohnung erst bevorsteht oder bereits erfolgt ist – und zwar schon lange bevor die Schokolade verdaut ist und ihre Inhaltsstoffe ins Blut gelangen konnten.

Geruch und Emotion

Der Riechkolben ist auch mit Hirnregionen verbunden, die für Emotionen und Erinnerungen zuständig sind. Das erklärt, warum Düfte so eng mit unserer Gefühlswelt verbunden sind. Daher kann der Geruch eines Parfums so lebhafte Erinnerungen wecken, deswegen bleibt das Puddingaroma unserer Kindheit ein Leben lang das allerbeste und so kann das Verlangen nach einem bestimmten Geschmackserlebnis sehr heftig, ja suchtartig werden.

Schmecken-Lernen

Auch Schmecken will gelernt sein. Denn neben der biologischen Grundausstattung in Form von Rezeptorzellen und Nervenbahnen braucht das Geschmacks-, vor allem aber das Geruchssystem Training, um optimal zu funktionieren. Daher beginnt das Schmecken-Lernen bereits im Mutterleib. Das Ungeborene schluckt mit dem Fruchtwasser auch Geschmacks- und Aromastoffe aus dem Essen der werdenden Mutter. So sammelt es erste Erfahrungen und wird auf seinen späteren Lebensraum und die typischen Speisen seines Kulturkreises vorbereitet. Den zweiten Kick bekommt das kindliche Geschmackstuning beim Stillen. Denn auch mit der

Muttermilch gelangen Geschmacks- und Aromastoffe zum Kind. Daher akzeptieren gestillte Kinder neue Speisen leichter, wenn diese von der Mutter während der Stillzeit regelmäßig gegessen wurden. Es schmeckt ihnen, weil sie die neuen Geschmäcke bereits kennen und weil die entsprechenden Speisen offenbar gesund und nahrhaft sind – sonst hätte sie die Mutter nicht verzehrt. Umgekehrt heißt das: Mütter, die wollen, dass ihre Kinder gerne Gemüse, Obst oder was auch immer essen, sollten es selber tun.

Aroma als Signal Kann man den Nährwert einer Speise riechen? Was auf den ersten Blick verrückt erscheinen mag, ist biologisch durchaus sinnvoll. Fütterungsversuche sprechen dafür, dass Säugetiere offenbar in der Lage sind, Nahrungsdefizite unbewusst zu »erschnüffeln«. So erkennen Nagetiere mit Hilfe spezieller Sensoren in ihrer Riechschleimhaut, ob die Nahrung genügend lebensnotwendige Eiweißbausteine enthält. Umgekehrt bilden Pflanzen, auch jene, die der menschlichen Nahrung dienen, viele Hundert flüchtige und somit riechbare Verbindungen, mit denen sie gezielt Bestäuber anlocken oder Fraßfeinde abschrecken. Einige dieser flüchtigen Substanzen prägen entscheidend das Aroma der essbaren Pflanzenteile. So werden die für das Tomatenaroma wichtigsten Duftstoffe alle aus Vorstufen gebildet, die nützlich für den Menschen sind: aus hochwertigen Fettsäuren, aus Eiweißbausteinen, aus Carotinoiden oder aus Pflanzenstoffen, die antibakteriell wirken, das Krebsgeschehen eindämmen können oder vor aggressiven Stoffen schützen.

> Mit dem Duft ihrer reifen Früchte zeigen Pflanzen an, dass hier nicht nur wichtige Nährstoffe, sondern auch gesundheitsförderliche Substanzen zu finden sind. Warum tun sie das? Sie sind auf der Suche nach einem Säugetier als Samenverbreiter. Ihr Lohn für den Spediteur ist das nahrhafte und gesunde Fruchtfleisch. Die Samen bleiben meist unverdaut; so können sie anderenorts unversehrt und mit einem Häufchen Dünger versehen wieder ausgeschieden werden. Zwar entzieht sich der Mensch in aller Regel einer solchen Speditionstätigkeit, er verbreitet und vermehrt seine Nahrungspflanzen vielmehr gezielt durch Züchtung und Ackerbau. Interessanterweise bleiben dabei jedoch einige Aroma- und Duftstoffe auf der Strecke. So enthalten wilde Tomaten deutlich mehr flüchtige Aromakomponenten als Kulturtomaten.

Geruchseindrücke informieren also nicht nur über den Geschmack einer Speise, sie beeinflussen auch Gefühle und die Nahrungsaufnahme. Auf diesem spannenden Gebiet gibt es noch erhebliche Wissenslücken. Bleibt zu hoffen, dass sie nicht von jenen geschlossen werden, die Verbraucher manipulieren und zum Mehrverzehr verführen wollen, sondern von jenen, die verstehen wollen, wie Geruch und Geschmack unser Essverhalten steuern und wie wir davon gesundheitlich und kulinarisch profitieren können.

»Essen hält die Familie zusammen«

Die sozialen Aspekte des Essens

Fragt man seine Mitmenschen, was für sie zu einem richtig guten Essen gehört, dann äußern sehr viele »mit Freunden oder der Familie zusammensitzen«. Tatsächlich zeigen Studien, dass es uns in Gesellschaft besser schmeckt als allein, selbst wenn ein und dasselbe Gericht auf dem Teller dampft. Es wird auch deutlich länger gegessen und bis zu 70 Prozent mehr, sofern man mit Freunden speist. Sitzen Fremde mit am Tisch, dauert die Mahlzeit zwar auch länger als das einsame Vertilgen einer Speise, es wird aber in der Regel nicht mehr gegessen.

Essen und Kultur Die soziale Komponente des Essens ist enorm: Für besondere Ereignisse, von der Hochzeit bis zum Begräbnis, kennen alle Kulturen spezielle Speiserituale. Das biblische Abendmahl hat bis heute einen festen Platz in der christlichen Kirche. Gläubige Muslime geben den Armen zu essen und verzichten im Fastenmonat Ramadan während des Tages auf Speisen und Getränke. Wichtige Staatsverträge werden mit Banketten gefeiert, und bedeutende Geschäftsabschlüsse kommen nicht selten bei einem guten Essen zustande. Kurzum, ein gemeinsames Mahl wird als wichtiger und genussvoller Aspekt des kulturellen Erlebens empfunden. Gemeinsame Mahlzeiten und das Teilen von Jagdbeute und Ernte haben die menschlichen Gesellschaften von Anbeginn an begleitet, sie sind ein fester Bestandteil unseres Lebens. Bis heute pflegen viele Familien besondere Speiserituale, zumindest wenn sie an Weihnachten oder bei ähnlich festlichen Anlässen zusammenkommen.

> **Soziales Essen**
> **Frauen essen weniger, sobald sie mit einem begehrenswerten Mann zusammentreffen. Männer essen generell etwas weniger, wenn sie mit einem Partner speisen. Wollen sie anderen Männern imponieren, wird mehr gegessen. Und es gibt auch einen moralischen Unterton beim Essen. So wurden Personen, die sich »gut ernährten«, auch als »moralisch gute Menschen« eingestuft, während jene, die sich »schlecht« ernährten, auch eher zu den üblen Typen gerechnet wurden.**

Ernährung und Familienleben

Obwohl die Familien heute lange nicht mehr so oft zusammen essen wie früher, ergab eine europaweite Studie noch 1996, dass sie sich für keine andere gemeinsame Aktivität mehr Zeit nehmen als für die gemeinsamen Mahlzeiten. Und das ist gut so. Denn obwohl gemeinschaftliche Mahlzeiten auch zum Mehressen verleiten, fanden Wissenschaftler bei gemeinsamen Familienmahlzeiten durchweg positive Auswirkungen, vor allem auf den Nachwuchs: Je häufiger die Familie zusammen isst, desto häufiger kommen Gemüse, Getreide, Milch und Obst auf den Tisch und desto seltener werden Erfrischungsgetränke konsumiert. Das macht sich in Form einer besseren Versorgung mit einer Reihe von Nährstoffen bemerkbar. Kinder und Jugendliche aus Familien, die regelmäßig und häufig zusammen essen, fallen durch eine ausgewogenere Nahrungswahl auf, vor allem wenn die Eltern für einen abwechslungsreichen Speiseplan sorgen und nicht einfach Fast Food auf den Tisch stellen. Wo man öfter zusammen isst, frühstücken die Kinder auch regelmäßiger und werden seltener übergewichtig.

Übrigens mögen es sowohl die Kinder als auch die Eltern, wenn zusammen gegessen wird. Vermutlich deshalb kann die Familienmahlzeit mehr, als gutes Essverhalten einüben und vor Übergewicht schützen. Sie macht Kinder auch stark gegen Drogen, sorgt für ein besseres Selbstwertgefühl, weniger Depressionen und scheint vor Essstörungen wie Bulimie und Magersucht zu schützen. Voraussetzung dafür ist, dass eine angenehme Atmosphäre herrscht – und dass keiner wegen seines Gewichts gepiesackt oder zum Diäthalten aufgefordert wird!

Der letzte Ernährungsbericht der Deutschen Gesellschaft für Ernährung (DGE) bestätigt den hohen »sozial-kommunikativen Bedeutungsgehalt« des Essens. Weil die Menschen tagsüber häufig unterwegs sind, hat sich inzwischen das Abendessen als wichtigste gemeinsame Mahlzeit etabliert: Hier wird miteinander gesprochen, sich über den Tag ausgetauscht und der kommende Tag geplant. Dafür nimmt man sich im Durchschnitt eine halbe Stunde Zeit – und dies scheint eine der besten Investitionen in Sachen gesunde Ernährung zu sein.

»Wir müssen uns bewusst gesund ernähren«

Zwischen Ausgewogenheit, Triebbefriedigung und Lustgewinn

Wie oft haben Sie sich schon vorgenommen, nicht mehr so viel zu naschen, weniger Alkohol zu trinken, weniger Chips zu knabbern und überhaupt viel gesünder zu essen? Und ist es Ihnen auch schon passiert, dass Sie bei der Befragung in Ihrer Kantine angaben, Sie hätten gerne mehr Salat und Fisch – und beim nächsten Besuch eine Bratwurst mit Pommes bestellten? Die allgegenwärtigen Ernährungsratschläge erwecken den Eindruck, man müsse sich nur bewusst für eine gesunde Ernährung entscheiden, die Lebensmittel nach vernünftigen Kriterien auswählen und schonend zubereiten – fertig! Alles nur eine Sache des Wissens, der bewussten Entscheidungen, des Verstandes? Unzweifelhaft gibt es Menschen, die ihre Ernährung nach Vernunftaspekten zusammenstellen. Ein geringer Bildungsstand geht auch häufig mit schlechten Essgewohnheiten und Übergewicht einher. Doch auch wer viel über gesunde Ernährung weiß, muss noch lange nicht alles richtig machen. Im Zwiespalt befindet man sich spätestens dann, wenn die kulinarischen Wünsche des Appetits nicht mit den gesundheitlichen Vorstellungen des Verstandes übereinstimmen.

Gute Vorsätze

Wie kommt es, dass wir trotz »besserem Wissen« manchmal Lust auf Fettes, Süßes, Üppiges oder anderweitige »Ess-Sünden« haben? Wieso leiden Genuss und Lebensqualität, wenn das Essen nur nach den Aspekten Nährwert und Kalorienarmut ausgesucht wird? Es liegt daran, dass Essen ein Trieb ist, der wie alle anderen Triebe nach lustvoller Befriedigung drängt.

Vom »Triebtäter« zum Ess-Sünder?

Wie stellen eigentlich wilde Tiere eine ausgewogene Ernährung sicher, wo sie doch keine Ernährungsexperten befragen können? Ein Blick in die belebte Natur macht schnell klar, dass die Auswahl der Nahrung ein vom Körper automatisch regulierter Vorgang sein muss. Bei höher entwickelten Tieren ist er im Instinkt verankert. Das ist biologisch sinnvoll, und es hat auch der Spezies Mensch das Überleben gesichert, lange bevor sie über »vernünftige« Ernährung räsonierte. Auch wir haben eine interne Hunger- und Sättigungsregulation, die dafür sorgt, dass wir genug und ausgewogen essen. War unser Frühstück eiweißreich, haben wir im Lauf des Tages eher Lust auf Kohlenhydrate und Fette. Gab es morgens viele Kohlenhydrate, steigt später der Appetit auf Eiweiß und Fett. Dies zeigt, dass der Körper die Inhaltsstoffe der Nahrung und ihre Auswirkungen sehr genau registriert und über ein komplexes Regulationssystem mit seinen Bedürfnissen abgleicht. Zwischen Gehirn, Verdauungstrakt und Fettgewebe findet ein intensiver Informationsaustausch statt, bei dem etwa geprüft wird, ob wir nach einer Mahlzeit nur voll oder satt und zufrieden sind.

ERNÄHRUNG – MEHR ALS NÄHRSTOFFE

Die Nahrungsaufnahme ist also von Natur aus keine Verstandesangelegenheit. Im Laufe der Evolution entstand dafür ein autonomes Regelsystem, das normalerweise vom Verstand völlig unbehelligt dafür sorgt, dass der Körper gut versorgt wird. Kulturelle und soziale Einflüsse modulieren es, sie können das grundlegende biologische Regelsystem aber nicht außer Kraft setzen. Es äußert sich in Form von (variablen) Geschmacksvorlieben und via Appetit – und deswegen tun wir uns oft so schwer, die ›vernünftigen‹ Ratschläge der Ernährungsberater dauerhaft zu befolgen: Passen sie nicht zu den tatsächlichen Bedürfnissen des Körpers, rebelliert er und quält uns mit Gelüsten.

Essen: Opium des Volkes

Wenn wir essen, schüttet der Körper nicht nur Hormone und Verdauungssekrete aus, sondern auch Botenstoffe wie das Serotonin oder Endorphine, das sind Opium-ähnliche Wirkstoffe. Mit Hilfe dieser Substanzen hat die Natur dafür gesorgt, dass uns das Essen Spaß macht und dass es beruhigt: Das Serotonin hebt die Stimmung und dämpft den Appetit, die Opiate vermitteln dem Gehirn Vergnügen und Sicherheit. Mit diesen positiven Gefühlen ist natürlicherweise all das verbunden, was zur Arterhaltung und für das Überleben des Individuums nötig ist: befriedigende Beziehungen zu Mitmenschen, Sex und Essen, aber auch eine gewisse Risikobereitschaft, die uns neugierig und verteidigungsbereit macht. Deswegen mögen wir Genussmittel wie Kaffee, Tee, Süßigkeiten, Wein und Bier sowie allerlei fette

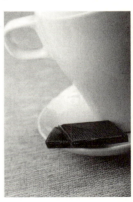

ERNÄHRUNG – MEHR ALS NÄHRSTOFFE

und süße »Ess-Sünden« so gerne. Sie erhöhen den Serotoninspiegel oder stimulieren mit Hilfe der Opiate die Belohnungs- und Vergnügungszentren im Gehirn. Der Mensch liebt seine Genussmittel also, weil sie ihm zu mehr Wohlbefinden verhelfen! Deswegen eignen sie sich auch so gut zur Kompensation von Stimmungstiefs, Liebeskummer, Arbeitsfrust und Bewegungsmangel.

> *Lichtblicke*
> **Die Vorliebe für Genussmittel hat auch mit der Sonne zu tun, deren Licht unsere Evolution begleitet hat. Es wirkt auf Appetit, Hormonhaushalt, Schlaf-Wach-Rhythmus und Wohlbefinden. Ein wichtiger Vermittler der Lichtwirkungen ist der Botenstoff Serotonin: Im Hellen bildet das Gehirn viel Serotonin. Abends baut es Serotonin zu Melatonin um, das uns schläfrig macht. Fehlt es an Licht, versucht der Körper mit Genussmitteln zu kompensieren: Koffein und Zucker fördern die Serotoninbildung, Alkohol verzögert den abendlichen Abbau. Deswegen mögen wir morgens einen Kaffee, abends ein Bierchen und um die Weihnachtszeit, wenn die Tage kurz sind, Plätzchen und Glühwein.**

Der moderne Arbeitsalltag sorgt für Lichtmangel, nicht nur durch Energiesparlampen: Die Lichtintensität in Innenräumen entspricht nur einem Tausendstel dessen, was ein heller Sommertag zu bieten hat. Selbst ein trüber Herbsttag versorgt uns mit mehr biologisch wirksamem Licht als die hellste Bürolampe.

Natürlich steuert der Appetit nicht nur Genussmittel an, sondern alle Lebensmittel, die er kennt. Und er ist sehr wohl in der Lage, für eine vernünftige Nahrungsauswahl zu sorgen, das haben schon vor 80 Jahren Experimente mit Kleinkindern gezeigt. Eine gesunde Ernährung ist also auch ohne Verstand und ohne äußere Einflüsse möglich – zumindest dann, wenn einfache Grundnahrungsmittel angeboten werden.

> *Moderne Lebensmittel*
> **Der Lebensmittelindustrie ist es inzwischen gelungen, traditionelle Lebensmittel wie Brot, Käse und Bier bei gleich bleibendem oder ähnlichem Geschmack schneller und billiger herzustellen. Das heißt, die Zusammensetzung und damit die Wirkung des Lebensmittels im Körper hat sich – fast unbemerkt – verändert. Auch zahllose andere Produkte werden aus wechselnden Rohstoffen hergestellt, schmecken den vertrauten Originalen jedoch zum Verwechseln ähnlich. Die Auswirkungen »moderner« Lebensmittelproduktion auf Appetit, Gewicht und Gesundheit sind erstaunlicherweise kaum erforscht – oder die Ergebnisse werden nicht veröffentlicht.**

Auch neuere wissenschaftliche Erkenntnisse lassen darauf schließen, dass der Appetit kein Luxus

Appetit und Vernunft

ist, sondern einen biologischen Sinn hat. Dabei schert er sich wenig um die gerade populären Ernährungstheorien, sondern orientiert sich an den körperlichen Bedürfnissen. Das erklärt, warum das, was gerade als »gesund« gilt, nicht unbedingt dem entspricht, worauf wir Appetit verspüren. Wir sollten uns also nicht nur nach »vernünftigen« Kriterien ernähren, sondern auch auf die innere Stimme hören. Alle Ernährungsratschläge und -theorien – und klingen sie noch so »gesund« – sollten wir daran messen, ob sie uns tatsächlich schmecken, uns langfristig guttun und bekömmlich sind. Hierbei darf der Verstand ruhig eingeschaltet werden. Doch ohne den Appetit zu berücksichtigen wird er uns essensmäßig nicht glücklich machen.

Ernährung und Körpergewicht

»Wir müssen auf unser Gewicht achten«

Zwischen Genen und Genüssen: Was unser Gewicht bestimmt

Dick zu sein ist heutzutage schwer. Denn es hat sich eine Arroganz der Schlanken breit gemacht, die beleibte Menschen in unerhörter Weise diskriminiert. Galten Dicke in den fünfziger Jahren noch als stattlich, gemütlich und als Genussmenschen, so werden ihnen heute die Attribute undiszipliniert, verantwortungslos, unsozial und faul zugeschrieben. Die Vorurteile gegenüber üppigeren Figuren weisen durchaus rassistische Züge auf. Mittlerweile warnen Sozialwissenschaftler vor einem regelrechten »Kreuzzug gegen Fette«, wobei die Doppeldeutigkeit des Begriffes gewollt ist. Es geht nicht nur darum, wie wir mit dem Fett auf dem Teller, sondern auch darum, wie wir mit Menschen umgehen, die viel Fett auf den Rippen haben.

Geschürt durch die Medien und zunehmend auch durch die Politik wird starkes Übergewicht heute nicht mehr als individuelles, sondern als gesellschaftliches Problem angesehen. Mit den vorgeb-

Kreuzzug gegen Fette

lichen Folgekosten wird ungeniert Panik geschürt, und es werden Aktionen ins Leben gerufen, die an mittelalterliche Hexenjagden erinnern. So gibt es in England bereits Schulen, in denen die Essgewohnheiten und Kalorienzufuhren der Schüler erfasst, per Fingerabdruck gespeichert und an die Eltern weitergeleitet werden. Big mother is watching you!

Dahinter steht die Idee, Schlankheit und Gesundheit seien grundsätzlich »konstruierbar«, für jeden erreichbar, wenn nur der richtige Lebensstil gepflegt und ein vernünftiges Risiko- und Informationsmanagement betrieben wird. Doch die einfache Gleichung, wonach Dicke deswegen dick sind, weil sie zu viel essen und/oder sich zu wenig bewegen, ist durch wissenschaftliche Daten nicht hinreichend belegt. Die bisherigen Kampagnen gegen Übergewicht, die auf diesem Konzept beruhen, haben sich weitgehend als nutzlos, wenn nicht als schädlich erwiesen. Das scheint aber kaum jemanden zu stören. Im Gegenteil, die »Gesundheitsgesellschaft« reagiert gegenüber Abweichlern und Andersdenkenden zunehmend intolerant, ja aggressiv.

Gesundheit als Überbau

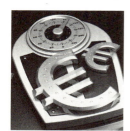

Was legitimiert derartige Eingriffe in die Privatsphäre? Wo bleibt das individuelle Selbstbestimmungsrecht? Anstelle von moralischen und religiösen Regeln fungiert nun die Gesundheit als normierender Überbau. Wer denkt da noch an die »fitten Fetten«, die zwar füllig, aber nicht krank sind? Wer übernimmt die Verantwortung für das Elend jener Menschen, die vom Schlankheitsideal in die Magersucht oder in andere Essstörungen getrieben werden? Warum werden den Folgekosten der »Fettsucht-Epidemie« nicht auch die enormen Umsätze und Gewinne der Diät-Industrie und der Therapieeinrichtungen gegenübergestellt – immerhin ein Milliardengeschäft?

Ob ein Mensch dick wird oder nicht, unterliegt sehr vielen Einflüssen. Meist wird aber nur deren Auswirkung, die positive Energiebilanz, angeführt. Dabei bleibt die wichtigste Frage unbeantwortet: Warum wird die Energiebilanz eines Menschen positiv? Die Antwort muss nichts mit Naschen, Völlerei oder Faulenzen zu tun haben. Denn normalerweise reguliert der Körper seine Energiebilanz sehr genau und ohne das bewusste Zutun seines Besitzers. Unstrittig ist, dass die Gene den größten Einfluss ausüben. Schätzungen zufolge bestimmen sie zwischen 50 und 90 Prozent des Körpergewichts. Wer dicke Eltern hat, wird eher ein »guter Futterverwerter«, das weiß man aus Studien mit Adoptivkindern: Ihr Gewicht ähnelt dem der leiblichen Eltern. Bewegung spielt auch eine Rolle, doch darf ihr Einfluss nicht überschätzt werden. Denn wer sich mehr bewegt, kann auch mehr Appetit bekommen. Neuere Forschungsergebnisse deuten darauf hin, dass der Körper auch sein Bewegungspensum eigenständig reguliert – wenn man ihn denn lässt.

Was Menschen dick macht

Mindestens so entscheidend wie das Bewegungspensum dürfte sein, ob man sich dabei drinnen oder im Freien aufhält. Denn das Tageslicht hilft dem Körper, seinen Hormonhaushalt zu harmonisieren und auf diese Weise auch den Appetit und

Hormone steuern den Energiehaushalt

das Gewicht zu regulieren. Via Auge gelangen die Lichtinformationen in jene Hirnregionen, die den Hormonhaushalt steuern und takten. Fehlt das Tageslicht, sinkt die Stimmung, und zur Kompensation steigt der Appetit. Oder die Hormone geraten »aus dem Takt« und mit ihnen der Energiestoffwechsel: Sowohl die Hormone der Schilddrüse, der Sexualorgane, der Bauchspeicheldrüse (Insulin und Glukagon), des Fettgewebes (Adiponektin und Leptin) als auch das Stresshormon der Nebennieren (Kortisol) greifen in die Energiebilanz ein und beeinflussen so das Körpergewicht. Deswegen können Menschen durch Schilddrüsenunterfunktion, durch Schwangerschaften und Wechseljahre, durch Insulin- und Leptinresistenz, Adiponektinmangel und Dauerstress dick werden – auch wenn sie nicht mehr essen als zuvor.

> *Dick durch Bakterien, Pillen und Krimis?*
> **Tatsächlich entdeckte die Medizin inzwischen eine Reihe von Bakterien und Viren, die bei Versuchstieren zur Fettsucht führen – unabhängig von der Futtermenge. Auch beim Menschen fand man Hinweise auf entsprechende Infektionen. Zudem beeinflussen Alter, Krankheiten und Medikamente, die Dauer und Tiefe des Nachtschlafes sowie die vor dem Fernseher verbrachten Stunden die Energiebilanz. Ein Einfluss des Fernsehens lässt sich ebenfalls unabhängig von der Ess- und Sportmenge nachweisen. Er beruht möglicherweise ebenfalls auf einer erhöhten Kortisolausschüttung durch Betrachten der »Flimmerkiste«.**

4

Auch die moderne Lebensmittelproduktion trägt zur Entstehung von Übergewicht bei, indem sie Portionen vergrößert, den Nährwert verringert und gleichzeitig den Geschmack »optimiert«. So werden mit dem »Geschmacksverstärker« Glutamat angereicherte Speisen mit jedem Verzehr lieber gemocht und eher verschlungen als gegessen. Doch Glutamat kann noch mehr. Gelangt es in großer Menge ins Gehirn, stört es die Sättigungsregulation, es macht gefräßig. Das steht fest. Fraglich ist noch, bei wem es in welcher Menge ins Gehirn gelangt. Hier existieren große individuelle Unterschiede von Person zu Person und Wissenslücken in der Forschung.

Große Portionen und Glutamat

Ein anderes Beispiel sind die Süßstoffe. Sie haben keine Kalorien und sollten daher bestens geeignet sein, Übergewicht vorzubeugen. Dennoch verdichten sich die Hinweise, dass Süßstoffe eher dick machen. In einer Studie mit Ratten hatte man den Tieren zusätzlich zum üblichen Futter ungesüßten Joghurt, Joghurt mit Zucker oder Joghurt mit dem Süßstoff Saccharin gegeben. Am Ende hatten die Tiere aus der Süßstoffgruppe am meisten Kalorien gefuttert, am stärksten zugenommen und am meisten Fett eingelagert. Ihre Körpertemperatur war nach dem Fressen weniger deutlich angestiegen, ihre Energiebilanz durch einen kalorienfreien Zusatz positiv geworden. Wie kommt das? Süßer Geschmack zeigt dem Körper an, dass nun bald Zucker ins Blut strömt und dass Energie hereinkommt. Wird diese Verknüpfung durch Süßstoffe gestört, folgen also dem süßen Geschmack keine Kalorien, gerät die Steuerung

Süßstoffe

ERNÄHRUNG UND KÖRPERGEWICHT

der Kalorienaufnahme aus den Fugen. Ähnliches wird beim Menschen beobachtet, und es ist auch für fettreduzierte Produkte zu erwarten. Es muss daher davon ausgegangen werden, dass besonders »figurfreundliche«, weil fettarme Fertigmenüs zu mehr Übergewicht beitragen werden. Vor diesem Hintergrund sollten die Vorschläge zur Kennzeichnung fettarmer Produkte mit grünen Ampelpunkten noch einmal gründlich überdacht werden.

Fett oder Kohlenhydrate? Tatsächlich wurden die Menschen in USA und anderswo stetig dicker, seit der Fettanteil in ihrem Essen sank. Professor Walter Willett von der Bostoner Harvard Universität kam nach Durchsicht der Fachliteratur schon vor Jahren zu dem Schluss, dass die Verteufelung des Fetts mehr geschadet als genutzt hat: »Fettreiche Kostformen sind nicht die Hauptursache für die große Häufigkeit von Übergewicht in unserer Gesellschaft.« Inzwischen deuten viele Beobachtungsstudien darauf hin, dass die anstelle des Fettes verzehrten Kohlenhydrate eine wesentliche Rolle in der Entstehung von Übergewicht spielen. Sie kompromittieren den Insulinstoffwechsel, zumindest bei genetisch disponierten Personen, und sorgen so für gesteigerten Appetit und übermäßige Fetteinlagerungen.

Dick aus Frust Weil Essen in die Hirnchemie eingreift und auf diesem Weg Wohlbefinden und Lustgefühle vermittelt, eignet es sich hervorragend, um Kummer, Anspannungen, Langeweile, Frust und andere unangenehmen Gefühle zu reduzieren. So verwundert es keineswegs, wenn Frustrierte, Gemobbte und Gestresste ihre Seelenpein mit Sahnesößchen und Eisbechern zu lindern versuchen. Das wirkt, denn der Genuss wohlschmeckender Speisen verschafft jene wonnigen Gefühle, die im Beruf oder in der Familie fehlen. Wer diese Menschen auf Diät setzt, hilft ihnen nicht, sondern verschlimmert ihr Problem durch weiteren Stress. Sie brauchen keine Nährwerttabellen, sondern neue Strategien zur Stressbewältigung.

Übrigens führen auch die medizinischen Fachgesellschaften neben den Genen chronischen Stress und hormonelle Ungleichgewichte als Ursachen von (massivem) Übergewicht an. Des Weiteren werden Essstörungen, manche Medikamente (z. B. Glukokortikoide und Betablocker), Bewegungsmangel durch Krankheit oder Behinderung, Schwangerschaft, Operationen in bestimmten Hirnregionen, Rauch-Stopp sowie der »moderne« Lebensstil genannt, charakterisiert durch Bewegungsmangel, häufiges Naschen und hohen Konsum von energiedichten Lebensmitteln, zuckerhaltigen Softdrinks und Alkohol. Was landläufig als *die* Ursache von Übergewicht angesehen wird, ist also nur ein möglicher Punkt unter vielen. Zudem fehlt ein wichtiger Grund in dieser Aufzählung: das behandlungs- oder diätbedingte Übergewicht. Viele Adipöse* wurden erst im Laufe ihrer Diätenkarriere so richtig dick, woraus man schließen darf, dass sie ohne Diäten schlanker geblieben wären.

ERNÄHRUNG UND KÖRPERGEWICHT

»Diäten machen schlank«

Warum Diäten oft versagen

Diäten funktionieren nicht? Von wegen – jeder, der es gerade geschafft hat, deutlich abzuspecken, hält seine Methode für unfehlbar. Der eine lässt das Abendbrot weg, andere verzichten auf Fett, Süßes oder auf Alkohol. Da wird wochenlang nur von Salat gelebt oder anstelle von Mahlzeiten werden Pulverdiäten angerührt. Auf den ersten Blick durchaus erfolgreich, denn abnehmen lässt sich auch mit einseitigen und gesundheitlich fragwürdigen Crashkuren.

Jojo-Effekt Doch spätestens wenn das Gewichtsplateau kommt, wenn »nichts mehr geht«, wird klar, dass der Körper bei drastischer Beschränkung der Nahrungszufuhr massiv gegensteuert. Wird die Diät beendet, läuft der Organismus noch eine Weile »auf Sparflamme« und die Pfunde kommen mindestens ebenso schnell und mindestens ebenso zahlreich wieder zurück, wie sie gegangen sind. Crashkuren und einseitige Diäten funktionieren also nur kurzfristig. Dafür gefährden sie langfristig die Gesundheit, weil sie zum Abbau von Muskel-, Organ- und Knochenmasse führen. Obendrauf gibt es nicht selten Haarausfall, Gallensteine, Regel- und Essstörungen. Die Stresshormone sind erhöht, was anfälliger für Infekte macht und die Gewichtszunahme weiter fördert.

Mischkost-Diäten Abhilfe versprechen hier die »gesunden«, weil ausgewogenen und fettarmen Mischkost-Diäten, wie sie auch von den Ernährungsgesellschaften empfohlen werden. Immerhin soll die Energiezufuhr hier nur um 500 bis 800 Kilokalorien täglich sinken, es gibt viel Gemüse und Obst, etwas Fleisch und Wurst, selbst hie und da etwas Süßes und ein Glas Wein oder Bier sind erlaubt. Klassiker wie die Brigitte Diät oder die Weight Watchers sind liberaler geworden. Doch auch wer mit einer solchen Diät aufhört und in alte Essmuster zurückfällt, erlebt die ungebremste Wucht des Jojo-Effektes. Und so kommt es, dass egal, mit welcher Diät abgenommen wurde, das Gewicht binnen fünf Jahren bei 95 von 100 Abgespeckten in etwa wieder beim Ausgangsgewicht liegt – oder darüber.

Nun gut, mag manch einer denken, dann muss eben alle paar Jahre Diät gehalten werden. Das Problem: Diäten wirken mit jedem Mal weniger, weil der Körper lernt, mit immer weniger Kalorien auszukommen. Wer ständig ab- und wieder zunimmt, läuft zudem Gefahr, immer fetter zu werden. Denn vor allem beim raschen Abspecken und unter kohlenhydratreichen, fettarmen Diäten wird vermehrt Muskel- und Organmasse abgebaut. Beim Wiederzunehmen wird aber in erster Linie Fett eingelagert. Gerade der Fettanteil des Körpers verursacht jedoch die gesundheitlichen Probleme, die bei starkem Übergewicht gehäuft auftreten, vor allem, wenn sich das Fett im Bauchraum sammelt (abdominelles Fett). Reithosenspeck und dicke Waden mögen zwar dem gängigen Schönheitsideal entgegenstehen, einen Herzinfarkt bekommt man davon aber nicht. Es bringt uns also nicht jedes Pfund zu viel früher ins Grab.

> *Schlanker sterben?*
> **Es gibt von Natur aus dicke und dünne Menschen mit unterschiedlichen Gesundheitsrisiken. Zudem werden abgespeckte Dicke nicht automatisch so gesund wie von Natur aus Schlanke. Zwar bessern sich Risikofaktoren wie Cholesterin und Blutdruck, doch die Krankheits- und Todesraten gehen nicht unbedingt zurück. Man stirbt im Zweifel schlanker, aber mitunter sogar früher, ein durchaus zweifelhafter Vorteil. Lediglich bei Diabetikern konnte bislang gezeigt werden, dass sie von einer Gewichtsabnahme tatsächlich profitieren.**

LowCarb-Diäten schneiden besser ab

Inzwischen zeigten zahlreiche Studien, dass sich durch eine Erhöhung des Eiweißanteils und eine Verringerung der Kohlenhydrate im Essen am erfolgreichsten abnehmen lässt. Bei diesen sogenannten LowCarb-Diäten (z.B. die LOGI-Methode) sind Brot, Gebäck, Nudeln, Reis, süße Getränke und Kuchen beschränkt, weil sie zu viel Insulin anlocken. Das Hormon der Bauchspeicheldrüse fördert den Fettaufbau und hemmt den Fettabbau. Wer die Kohlenhydrate reduziert, verliert mehr Fett. Ein hoher Eiweißanteil sättigt gut und anhaltend und sorgt dafür, dass das Gewicht nach Abschluss der Diät besser gehalten werden kann. Eiweiß scheint also den Jojo-Effekt zu bremsen. Daher gewinnen eiweißreiche Lebensmittel wie Milch und Fleisch, Fisch und Geflügel, Käse und Eier, Nüsse und Sojaprodukte an Bedeutung für das Abnehmen. Wichtig ist, dass sie von ausreichend hochwertigem Fett – wegen

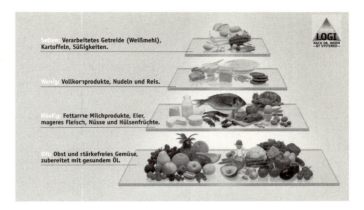

des Geschmacks und der lebenswichtigen Fettsäuren – und von reichlich Gemüse und Salat begleitet werden, damit die Kost ausgewogen, voluminös und sättigend bleibt. Angenehmer Nebeneffekt: Selbst wenn nicht abgenommen wird, verbessern sich die Fett-, Cholesterin- und Zuckerwerte sowie der Säure-Basen-Haushalt.

Am besten wäre natürlich, erst gar nicht zuzunehmen. Auch dafür sind Diäten untauglich. Es braucht vielmehr eine individuelle Lebens- und Ernährungsweise, die es den Menschen ermöglicht, ihr Essen in Ruhe zu genießen, sich ausreichend Bewegung an der frischen Luft zu verschaffen und im Alltag eine Balance zwischen An- und Entspannung zu finden. Wer seine Lebensmittel so wählt und so isst, dass er gesättigt und zufrieden vom Tisch aufsteht und erst wieder ans Essen denkt, wenn der Magen knurrt, hat viel erreicht und kann auch überflüssiges Gewicht verlieren. Erklären wir also nicht den Dicken, sondern den Diäten den Krieg.

ERNÄHRUNG UND KÖRPERGEWICHT

»Unsere Kinder sind zu dick«

Warum Essstörungen zunehmen, und wie man Kinder stark macht

Dicke Probleme Ja, es gibt heute mehr dicke Kinder und fettere dicke Kinder als vor 20 Jahren. Es gibt heute aber auch mehr Kinder, die zu dünn sind und die erste Zeichen von Essstörungen zeigen – nur spricht darüber zurzeit kaum jemand. Stattdessen stürzen sich alle medienwirksam auf die »Moppelchen«. Dabei stehen die schon genug unter Druck. Dünne Kinder möchten nicht mehr mit fülligeren Kameraden spielen. Wen wundert es da noch, wenn sich dicke Kinder immer mehr zurückziehen und sich mit noch mehr Essen trösten? Unsere dem Schlankheitswahn verfallene Gesellschaft stigmatisiert sie – ohne ihnen wirksame Hilfen anbieten zu können.

> *Unschuldig dick*
> **Die Kinder adipöser Eltern kommen bereits mit einem verringerten Energiebedarf zur Welt. Ihr Körper benötigt im Vergleich zu gleich schweren Kindern normalgewichtiger Eltern ein Fünftel weniger Kalorien. Anders gesagt: Diese Kinder laufen Gefahr, auch bei völlig normaler Ernährung dick zu werden. Auch Kinder von Raucherinnen, die meist dünn auf die Welt kommen, dann aber rasch aufholen, neigen später zu Übergewicht. Gestillte Kinder werden seltener dick als Flaschenkinder.**

Obwohl es Hunderte von Programmen in Deutschland gibt, die sich zum Ziel gesetzt haben, dicke Kinder abzuspecken, mangelt es an Erfolgsmeldungen. Zwar nehmen die meisten zunächst ab und lernen artig, Möhren zu schrappen und ihren Saft mit Mineralwasser zu verdünnen. Nach der Kur nehmen die meisten aber wieder zu. Das bedeutet im Klartext: Es wird munter am Gewicht des Nachwuchses herumtherapiert, ohne dass es ein erwiesenermaßen wirksames Konzept gäbe. Andererseits genügt es, Jugendliche täglich eine Stunde weniger fernsehen oder am Computer spielen zu lassen, um eine Gewichtsabnahme herbeizuführen. Eine zu starke Fokussierung auf die Ernährung geht also offenbar am Problem vorbei.

Das wäre halb so schlimm, wären Diäten wenigstens ungefährlich. Doch schon die Erfahrung mit dicken Erwachsenen lehrt, dass beständiges Diäthalten eher dicker denn dünner macht. Häufige Diäten erhöhen zudem das Risiko, an einer Essstörung zu erkranken. Die KIGGS-Studie des Robert-Koch-Institutes in Berlin suchte bei rund 17 000 Kindern und Jugendlichen nach Symptomen wie willentlichem Erbrechen und Schuldgefühlen nach dem Essen und fand, dass bereits jeder fünfte Jugendliche bzw. jedes dritte Mädchen erste Anzeichen einer Essstörung zeigt. Unter den gefährdeten Kindern und Jugendlichen mit Normalgewicht schätzten 80 Prozent ihr Gewicht als nicht normal ein. Tatsächlich sind immer mehr weibliche Teenager unterernährt, weil sie ständig auf Diät sind, rauchen oder Abführmittel

Gefährliche Diäten

missbrauchen. Einmal in die Essstörung hineingerutscht, ist es nicht leicht, wieder herauszukommen.

> **Fatale Süchte**
> **Die »klassischen« Essstörungen wie Magersucht, Ess-Brech-Sucht und Fresssucht sind keineswegs Belanglosigkeiten oder pubertäres Gehabe, das sich schon wieder gibt. Es sind schwere Krankheiten mit massiven, nicht selten lebenslangen und lebensbedrohenden körperlichen und psychischen Folgen. Die Chance, innerhalb von zehn Jahren von einer Magersucht zu genesen, beträgt derzeit nur 50 Prozent. Ein Viertel der Fälle wird chronisch und die Sterblichkeit beträgt bis zu 25 Prozent.**

Als weitere unerwünschte Nebenwirkungen von Abspeckkuren nennt die Arbeitsgemeinschaft Adipositas* im Kindes- und Jugendalter (AGA) orthopädische Probleme durch unangemessene Bewegungstherapien und eine Beeinträchtigung des Selbstwertgefühls durch die ständige Beschäftigung mit dem Gewicht. Daneben fördern vor allem fettarme Kostformen die Bildung von Gallensteinen – was die Experten jedoch nicht daran hindert, allen Übergewichtigen eine fettarme Kost zu empfehlen. Das erscheint besonders abstrus, weil weder die Wirksamkeit des Fettsparens zur Gewichtsreduktion belegt ist noch irgendein gesundheitlicher Vorteil einer fettarmen Ernährung bei ansonsten gesunden

Kindern bekannt ist. Warum wird nicht auch bei dicken Kindern eine fettreichere, kohlenhydratreduzierte Kost eingesetzt oder wenigstens erforscht? Schließlich sind es vor allem die Kohlenhydrate, die via Insulin den Fettabbau bremsen und die Fettbildung fördern. Die wenigen (Kinder-)Ärzte, die diesen Weg gegangen sind, berichten über gute Erfolge.

Für eine gesunde Entwicklung brauchen Kinder Zeit und Aufmerksamkeit sowie Platz und Gelegenheit zum Spielen und Toben. Es ist wichtig, ihnen regelmäßige Mahlzeiten zuzubereiten, etwas Nahrhaftes für die Pausen mitzugeben und wenigstens einmal täglich gemeinsam mit ihnen zu essen. Eltern ohne Koch- und Haushaltskenntnisse sollten Möglichkeiten geboten werden zu lernen, wie man auch mit knappem Budget gut haushält und aus Grundzutaten einfache, aber nahrhafte und leckere Gerichte kocht.

Ersatz für Zuwendung

Die Kinder brauchen ausreichend Gelegenheiten, um möglichst viele Lebensmittel und Speisen kennenzulernen, ihren Geschmacks- und Geruchssinn und ihre Genussfähigkeit zu trainieren. Dazu gehört auch, dass sie sich gelegentlich einmal »überfressen« dürfen. Hilfreich ist es zudem, wenn es in der Familie klare Regeln und Grenzen gibt: für den Verzehr von Süßem, Knabbereien, Limo und Cola ebenso wie für die Fernseh- und PC-Zeiten. Die Psychologin Annette Kast-Zahn rät Eltern, einem dicken Sprössling niemals das Gefühl zu geben, man könne ganz leicht abspecken, wenn man sich nur genug an-

Regeln und Grenzen

ERNÄHRUNG UND KÖRPERGEWICHT

strenge. Denn wenn ein Kind trotz vernünftiger Kost und ausreichend Bewegung dicker werde als seine Altersgenossen, dann habe es eben »genau die Figur, die seinen Anlagen entspricht«. Je mehr Druck die Eltern ausüben, desto größer ist das Risiko, dass ein Kind dick wird. Keinesfalls sollte ein Kind hungern, denn dann hört es auf zu wachsen, und diesen Nachteil kann es später nie wieder aufholen.

Normalität in Sachen Essen ist angesagt. Die Folgen einer überzogenen Ernährungserziehung zeigen sich in den USA bereits deutlich. So berichtet die Ernährungswissenschaftlerin Francie Berg, dass sich Amerikas Kinder mittlerweile vor dem Essen fürchten. Die Angst, das Falsche zu essen oder dick zu werden, nehme manchen Kindern ihre unbeschwerten Jugendjahre und verderbe einigen das ganze Leben. So weit dürfen wir es nicht kommen lassen!

Die meisten Kinder wachsen heute im Überfluss auf. Sie können an jeder Ecke für wenig Geld massenhaft Kalorienreiches kaufen. Sie brauchen keine Diäten und keinen erhobenen Zeigefinger. Sie müssen lernen dürfen, mit diesem Überfluss zurechtzukommen, müssen ihren eigenen Weg zu einem guten Körpergefühl und genügend Selbstwertgefühl im Umgang mit den alltäglichen Versuchungen finden dürfen. Das gilt für dicke, dünne und normalgewichtige Kinder gleichermaßen.

Ernährung und Lebensmittel

»Weniger tierische Lebensmittel wären besser«

Fleisch und Milch, Eier und Fisch, Käse und Wurst: ihr Beitrag zur gesunden Ernährung

Zwei bis drei Portionen Fleisch und Wurst pro Woche sind genug – so lautet die offizielle Empfehlung der Deutschen Gesellschaft für Ernährung. Dazu dürfen noch ein bis zwei Portionen Fisch kommen und maximal drei Eier pro Woche, inklusive der in Kuchen, Nudeln und Desserts verarbeiteten. Viele Menschen essen aber mehr Fleisch, Wurst und Eier und weniger Fisch als empfohlen. So erhebt sich die Frage, ob weniger tierische Lebensmittel oder eine vegetarische Kost nicht gesünder wären.

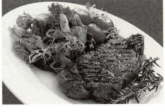

Hinter den restriktiven Empfehlungen steht die Ansicht, dass tierische Lebensmittel aufgrund ihrer Gehalte an Eiweiß, Fett und Cholesterin der Gesundheit abträglich wären. Dabei findet sich in der wissenschaftlichen Literatur kaum ein Beleg dafür, dass Fleisch- oder Eiergenuss per se das Risiko

Furcht vor Fett und Cholesterin

für Krebs, Schlaganfälle, Herzinfarkte oder Übergewicht erhöht. Beim Schlaganfall deuten die Studien sogar an, dass mehr tierische Lebensmittel mit einem geringeren Risiko einhergehen. Der Verzehr von fetten Fischen wie Hering, Makrele und Lachs schützt Herz und Gefäße und wird als Schutzfaktor gegenüber Rheuma, Depressionen und Entwicklungsstörungen bei Kindern diskutiert. Bestenfalls bei gepökelten und stark erhitzten Fleisch- und Wurstwaren lassen sich Hinweise auf negative gesundheitliche Folgen finden. Doch ist auch in diesem Fall das letzte Wort noch nicht gesprochen, und auch hier kommt es darauf an, was und wie viel dazu gegessen wird.

Eiweiß am Pranger

Das tierische Eiweiß steht oft am Pranger, weil es die Knochenkrankheit Osteoporose sowie Nierenerkrankungen begünstigen soll. Doch fehlen auch für diese Behauptungen die Belege. Auch wenn bei mancher Nierenerkrankung die Eiweißzufuhr begrenzt werden muss, wird ein gesunder Mensch durch den Genuss tierischen Eiweißes nicht nierenkrank. Zudem zeigte sich in vielen Studien, dass eine reichliche Eiweißversorgung bei Senioren zusammen mit einer guten Mineralstoffversorgung vor Osteoporose schützt und die Muskelmasse besser erhält.

Bei den häufigen Negativ-Schlagzeilen über tierische Lebensmittel wird leicht vergessen, dass sie reichlich Nährstoffe liefern: Ihr Eiweiß ist besonders hochwertig und ihre Mineralstoffe können vom Körper besonders gut verwertet werden. Da wären Kalzium und Kalium aus Milch und Milchprodukten zu nennen sowie das Jod aus Fisch und Meeresfrüchten. Fleisch und Fisch liefern zudem Eisen, Zink und Selen. Vergessen wird auch gerne, dass tierische Lebensmittel sehr gute Vitaminlieferanten sind, z. B. für Vitamin A und D, B1, B2, B6 und B12. Innereien und Wurst liefern sogar Vitamin C (wird als Umrötehilfsmittel bei der Wurstherstellung zugegeben), Innereien und Eier auch nennenswerte Mengen an Folsäure, zwei Vitamine, die landläufig nur pflanzlichen Lebensmitteln zugesprochen werden.

> **Tierische Lebensmittel liefern leicht verwertbare Nährstoffe. Die Vitamine A und B12 kommen ausschließlich in tierischen Lebensmitteln vor.**

Mageres Fleisch

Schieres Fleisch enthält entgegen allen hartnäckigen Gerüchten kaum Fett. Die mageren Stücke, die von vielen Verbrauchern bevorzugt werden, liefern nur zwei bis fünf Prozent Fett und gehören mit 100 bis 120 kcal pro 100 Gramm zu den fett- und kalorienarmen Lebensmitteln – egal, ob Huhn, Schwein, Rind oder Pute. Wer beim Geflügel die Haut mitverzehrt, vom Schwein am liebsten den Bauch und vom Rind eher durchwachsene Stücke mag, nimmt natürlich mehr Fett auf. Vorurteile gibt es auch bezüglich der Qualität tierischer Fette. Sie bestehen keineswegs nur aus gesättigten Fettsäuren, sondern wie pflanzliche Fette auch aus einer Mischung gesättigter und ungesättigter Fettsäuren. Die besonders langkettigen Omega-3-Fettsäuren EPA* und DHA*, die Herz und Gefäße schützen, Entzündungsvorgänge hemmen und vor allem für Nervenzellen unentbehrlich

> **Es steht außer Zweifel, dass wir uns mit und ohne Fleisch gesund ernähren können. Mit Fleisch ist es einfacher.**

ERNÄHRUNG UND LEBENSMITTEL

sind, kommen außer in Algen ausschließlich in tierischen Lebensmitteln vor.

> ***Ist vegetarische Kost gesünder?***
> **Die Gründe für eine vegetarische Ernährung sind ebenso vielfältig wie die Formen des Vegetarismus. Sie reichen von religiösen oder philosophischen Erwägungen über ökologische bis hin zu ethischen Motivationen. Ob und welche tierischen Lebensmittel auf dem Speiseplan stehen, ist die persönliche Entscheidung jedes Menschen, die es zu respektieren gilt. Doch ob jemand Fleisch isst oder nicht, sagt nichts darüber aus, ob er sich gesund ernährt. Gerade junge Frauen »verstecken« ihr gestörtes Essverhalten gerne hinter einer vegetarischen Ernährung. Zudem ist eine streng vegane* Kost für Schwangere und Kinder gefährlich, weil sie ohne Vitamin- und Mineralstoffzulagen zu Mangelzuständen und Entwicklungsstörungen führt. Die gesundheitlichen Vorteile, die in vielen Vegetarierstudien zutage traten, lassen sich weniger auf den Verzicht auf Fleisch zurückführen als vielmehr auf eine insgesamt gesündere Lebensweise im Vergleich zu Durchschnittsbürgern: Viele Vegetarier rauchen nicht, wiegen weniger, bewegen sich mehr und gehören höheren sozialen Schichten an. Kein Wunder, dass sie seltener an Krebs oder Herzinfarkten leiden. Ein Vergleich mit gesundheitsbewusst lebenden Fleischessern ergab dagegen keine bessere Lebenserwartung für die Vegetarier.**

Wie viel Fleisch?

Bei der Frage, wie viel Fleisch zuträglich ist, sind wir einmal mehr auf den gesunden Menschenverstand angewiesen. Wer es nicht mag, sollte es guten Gewissens meiden. Wer den üblichen Empfehlungen folgt, braucht weder Mangel noch Überfluss zu fürchten. Allen anderen steht es frei, die für sie »richtige« Menge und Qualität herauszufinden. So achten immer mehr Verbraucher darauf, dass die Tiere möglichst artgerecht gehalten werden. Anhänger von kohlenhydratreduzierten Kostformen essen gerne und viel Fleisch, Fisch und Eier. Aber natürlich auch viel Gemüse und Salat sowie etwas Obst.

»Obst und Gemüse sind Vitaminbomben«

Was Vegetabilien können und was nicht

5 am Tag« heißt die Kampagne, die uns zu einem höheren Obst- und Gemüseverzehr motivieren soll. Obst und Gemüse gelten geradezu als Garanten für die Gesundheit überernährter Wohlstandsbürger. Mit fünf handtellergroßen Portionen – zweimal Obst, dreimal Gemüse – sollen neben Übergewicht und vielen Krebsleiden auch Herzinfarkt, Schlaganfall und Diabetes verhindert werden. Ziel der »5-am-Tag«-Kampagne ist es, den Vegetabilienverzehr der Bundesbürger auf rund 650 Gramm täglich zu heben. Doch obwohl der Obst- und Gemüsekonsum seit den fünfziger Jahren kontinuierlich anstieg, verzehren wir mit 300 Gramm nur rund die Hälfte der empfohlenen Obst- und Gemüsemengen. Ist das nun ungesund? Und wäre es da nicht sinnvoll, die »mangelhafte« Kost mit Vitamin- und Mineralstoffpräparaten aufzupeppen?

> 90 Kilo Gemüse und 125 Kilo Obst stehen jedem Bürger zur Verfügung.

Selbstverständlich tragen Gemüse, Salate und Obst zur Versorgung mit Vitaminen, Mineralstoffen und Ballaststoffen bei und beliefern uns mit sekundären Pflanzenstoffen. So essen wir mit Gemüse und Obst etwa ein Viertel des benötigten Eisens. Allerdings wird Eisen aus pflanzlichen Lebensmitteln schlechter vom Körper aufgenommen als tierisches Eisen. Gemüse und

ERNÄHRUNG UND LEBENSMITTEL

Obst sind Hauptlieferanten für Ballaststoffe, Kalium und Carotine, und sie tragen erheblich zur Versorgung mit Pantothensäure, Vitamin B6, Biotin, Vitamin C und Folsäure bei. Der Beitrag von Obst und Gemüse zur Versorgung mit Vitamin D, E, B2 und Niacin liegt dagegen unter 15 Prozent. Hier spielen andere Lebensmittel die Hauptrolle.

Obst und Gemüse sind also ein wichtiger Teil einer gesunden Ernährung. Sie haben eine Menge Vorteile, sind aber keine Wundermittel. Das größte Plus: Wer regelmäßig reichlich Gemüse und Obst isst, senkt seinen Blutdruck und schützt sich vor Herz-Kreislauf-Erkrankungen wie Infarkt und Schlaganfall. Ein hoher Obst- und Gemüsekonsum allein ist aber nicht in der Lage, vor Diabetes, Osteoporose oder Übergewicht zu schützen. Wird durch größere Gemüse- und Salatportionen allerdings die Energiedichte der Mahlzeiten gesenkt und sinkt in der Folge das Körpergewicht, dann darf auch ein Schutz vor Diabetes erwartet werden.

Schutz vor Herzinfarkt und Schlaganfall

Deutlich gebremst ist inzwischen die Euphorie in Sachen Krebsschutz. Zwar gibt es eine Fülle an kleinen Studien, die für einzelne pflanzliche Inhaltsstoffe positive Wirkungen auf einzelne Risikofaktoren fanden. Doch wenn in großen Studien nach einem Zusammenhang zwischen Obst, Gemüse und Krebs gesucht wurde, fielen die Ergebnisse mager aus. Allerdings: Wer weniger als 300 g Obst und Gemüse täglich isst, also unter dem Durchschnitt liegt, riskiert Lungenkrebs und

Krebsschutz

Tumoren im oberen Verdauungstrakt (z. B. Speiseröhrenkrebs). Ein Schutz vor Magen- und Darmkrebs durch Gemüse und Obst wäre möglich, ist aber nicht belegt. Auf einen Schutz vor Brust- und Prostatakrebs gibt es keine klaren Hinweise.

Auf einer wissenschaftlichen Tagung zum Thema Prävention durch Obst und Gemüse Ende 2007 musste die Deutsche Gesellschaft für Ernährung denn auch folgendes Resümee ziehen: »Einen unmittelbaren Nachweis, dass eine Intervention mit Gemüse und Obst das Risiko für Krebs ... senkt, gibt es derzeitig nicht. Ebenso fehlen ... Daten, die belegen, dass eine Änderung der Ernährungsgewohnheiten im Sinne einer Erhöhung des Gemüse- und Obstverzehrs ... das Erkrankungsrisiko für Krebs und andere chronische Erkrankungen zu senken vermag.« Daraus sollte nun nicht geschlossen werden, Obst und Gemüse wären unnütz oder überflüssig, doch sollte man auch diese Lebensmittelgruppe nicht mit allzu hohen Erwartungen überfrachten.

Vitaminschwund bei Lebensmitteln? Die Befürworter von Vitamin- und Mineralstoffpräparaten argumentieren gerne, Obst, Gemüse und Salat seien heute fast wertlos, enthielten viel weniger Nährstoffe als früher. Somit sei es gar nicht mehr möglich, sich mit »normalen« Lebensmitteln genügend Vitamine und Mineralstoffe zuzuführen. Im jüngsten Ernährungsbericht ging die Deutsche Gesellschaft für Ernährung diesen Aussagen nach. Zunächst einmal schwanken die Gehalte an Vitaminen und anderen Nährstoffen je nach Sorte, und zwar erheblich. So brachten es

Äpfel der Sorte Gloster auf 6 mg Vitamin C pro 100 Gramm, während Berlepsch oder Jonagold rund 26 mg liefern. Bei Kiwis fand man Vitamin-C-Gehalte zwischen 73 und 241 mg pro 100 Gramm, der Beta-Carotin-Gehalt von roten Paprikaschoten schwankte zwischen 0,1 und 2,9 mg. Was eine Veränderung der Nährstoffgehalte im Lauf der Zeit angeht, so kommen die Autoren zu dem Schluss, dass »der Vergleich von Nährstoffdaten ausgewählter Lebensmittel über einen Zeitraum von 50 Jahren ... keine Abnahme der Vitamin- oder Mineralstoffkonzentrationen« zeigt. Wäre ja auch seltsam gewesen, angesichts der heute üblichen maßgeschneiderten Düngung vieler Nutzpflanzen.

Gesünder durch mehr Vitamine?

Glaubt man der Werbung, brauchen wir trotzdem viel mehr Vitamine, am besten in Form von Pillen und Pülverchen: Sportler brauchen sie für die Fitness, Frauen gegen Depressionen, Männer für die Potenz, Greise, um agil zu bleiben. Deutlich anders lesen sich die Schlagzeilen in der Fachpresse: »Hoch dosiertes Vitamin E erhöht die Sterblichkeit«, »Kein Krebsschutz durch Antioxidantien« oder »Mehr Herzinfarkte bei Diabetikerinnen durch Vitamin-C-Gaben«. Wenn es um den Nutzen hoch dosierter Vitamingaben geht, ist die Datenlage eindeutig: Nicht einmal ein Schutz vor Schnupfen ließ sich bis heute zweifelsfrei belegen.

Krank durch Vitamine

Auch Menschen, die bereits krank sind oder ein hohes Risiko für eine Herz-Kreislauf-Erkrankung oder ein Krebsleiden haben (z. B. starke Raucher),

ERNÄHRUNG UND LEBENSMITTEL

profitierten nicht von hoch dosierten Vitamingaben. Eine Auswertung der Studien, die sich mit der Frage befasst haben, ob zusätzliche Gaben von Vitamin E, C und Beta-Carotin in der Lage sind, die Lebenserwartung zu verbessern bzw. das erneute Auftreten der Krankheit zu verhüten, ergab: Ein Beleg für den Nutzen dieser Vitamine steht nach wie vor aus. Dagegen ist klar, dass Beta-Carotin die Krebsrate bei Rauchern erhöht. Kein Wunder, dass alle Expertengremien von hoch dosierten Vitamin- und Mineralstoffpräparaten abraten.

> *Supplemente – für wen?*
> **Es gibt Situationen, in denen Supplemente sinnvoll sind, etwa bei nachgewiesen schlechtem Ernährungszustand (z.B. AIDS- oder Krebspatienten, Senioren). Dosierungen, Kombination und Dauer der Anwendung sollten jedoch ärztlich überwacht werden. Dies gilt auch für Krebspatienten während einer Chemo- oder Strahlentherapie, denn Art, Menge und Dosis von eventuell verwendeten Supplementen müssen exakt auf die Therapie abgestimmt werden, sonst schützen sie eher den Tumor als die Patienten.**

Das verwundert viele Verbraucher, vor allem bei Vitaminen der B-Gruppe und Vitamin C. Weil der Körper die wasserlöslichen Stoffe wieder ausscheidet, gelten sie immer noch als völlig harmlos. Doch auch das giftige Zyankali ist wasserlöslich und wird wieder ausgeschieden ... In der Fachliteratur finden sich denn auch zahllose Hinweise auf Nebenwirkungen, nicht nur bei Vitamin A und D. So kann zu viel Vitamin E die Blutungsneigung erhöhen, zu viel Vitamin B6 führt zu bleibenden Nervenschäden. Zu viel Vitamin C begünstigt Durchfall und Nierensteine und zerstört Vitamin B12. Auch für Folsäure gibt es mittlerweile Hinweise auf schädliche Wirkungen. Bei den Vitaminen bewahrheitet sich einmal mehr die alte Erkenntnis des Paracelsus, wonach die Dosis darüber entscheidet, ob ein Ding giftig ist.

Während die EU daran arbeitet, einheitliche Obergrenzen für Vitamin- und Mineralstoffzusätze für Lebensmittel festzulegen, wird den US-Bürgern empfohlen, täglich ein niedrig (!) dosiertes Multivitaminpräparat einzunehmen. Das mag eine Notlösung sein, angesichts schlechter Ernährungsgewohnheiten, zunehmender Bequemlichkeit und mangelnder Kochkünste. Doch idealerweise sollten wir Vitamine, Mineralien, Antioxidantien und was es noch für Wirkstoffe geben mag mit »normalen« Lebensmitteln zu uns nehmen: Mit einer breiten Vielfalt an Obst und Gemüse, Tee und Kaffee, Wein und Schokolade, Kakao und Milch, Fleisch und Käse, Nüssen und Kräutern, Fisch und Leber, Butter und Öl, Brot und Kartoffeln, Linsen und Reis. So schützen wir uns nicht nur vor einem Zuviel, sondern ermöglichen auch ein harmonisches Zusammenspiel aller Wirkstoffe, die unser Stoffwechsel zum optimalen Funktionieren benötigt. Denn kein Stoff wirkt für sich alleine, alles steht in einem Fließgleichgewicht, wirkt auf andere und mit anderen Substanzen zusammen.

»Vollkorn ist gesund«

Was Müller und Bäcker zur gesunden Ernährung beitragen können

Bevorzugen Sie Vollkornprodukte!« – wer hat diese Mahnung der Ernährungsberaterbranche nicht schon tausendfach gehört. Und obwohl ein kerniges Vollkornbrot in Deutschland durchaus beliebt ist, stehen beim essenden Volk häufig andere Getreideprodukte noch höher im Kurs: Bier, helle Brötchen, Marmorkuchen und gelbe Pasta. Gesundheitsbewusste Damen geben nur hinter vorgehaltener Hand zu, dass allzu Vollkörniges nicht eben sehr bekömmlich sei. Am Beispiel Vollkorn lässt sich daher sehr schön zeigen, dass der Gesundheitswert unserer Lebensmittel nicht allein anhand der Analysenwerte ihrer Inhaltsstoffe beurteilt werden darf.

Pro Vollkorn Zunächst der Standpunkt der Vollkorn-Protagonisten: Wir sollen Brot, Gebäck, Nudeln und Reis vorwiegend in Form von Vollkornprodukten verzehren, weil darin besonders viele Nähr- und Wirkstoffe stecken: Da sämtliche Teile des Korns verwendet werden, auch die gehaltvollen Randschichten, liefern Vollkornprodukte nicht nur viele Kohlenhydrate (das tun Weißmehlprodukte auch), sondern zudem reichlich Ballaststoffe, Mineralstoffe, Vitamine und sekundäre Pflanzenstoffe.

Contra Vollkorn Nun die kritischen Stimmen: Sie wenden ein, dass sich unter den sekundären Pflanzenstoffen voller Getreidekörner auch etliche mit schädlicher Wirkung finden, etwa die Lektine. Das Weizen-Lektin führte im Tierversuch zu Wachstumsstörungen, Ablagerungen in den Blutgefäßen, Schäden an der Darmschleimhaut und einer vergrößerten Bauchspeicheldrüse. Da es die Darmwand durchlässig macht, steht zu befürchten, dass es auch bei Menschen mit entzündlichen Darmkrankheiten, bestimmten Rheumaformen oder Allergien gesundheitliche Probleme verursachen kann. Da die Lektine vor allem in den Randschichten der Körner stecken, werden sie bei der Herstellung von weißem Mehl weitgehend abgetrennt. In Vollkornmehl bleiben sie jedoch erhalten, und weil sie hitzestabil sind, werden sie auch durch Backen oder Kochen nicht zerstört. Da drängt sich die Frage auf, was derartige Stoffe im Getreide zu suchen haben? Gelangten sie durch Gentechnik hinein oder handelt es sich um eine Folge von Überdüngung? Keineswegs, sie sind ganz natürlich. Pflanzen bilden diese sekundären Stoffe, weil sie nicht gefressen werden wollen. Da Getreidehalme ebenso wie Walnussbäume, Kartoffelpflanzen oder Salatköpfe nicht weglaufen können, müssen sie sich mit »chemischen Waffen« gegen Fraßfeinde wie Motten, Mäuse oder Menschen wehren.

Das oben beschriebene Lektin ist nur ein Beispiel aus einer großen Fülle von Abwehrstoffen in pflanzlicher Nahrung. Und weil für eine Getreidepflanze die Samen (= Körner) besonders wertvoll sind, befinden sich die meisten Abwehrstoffe genau dort, wo die Ernährungswissenschaft den

Abwehrstoffe und Verarbeitung

größten Nährwert ortete: in den Randschichten der Getreidekörner. Das liegt daran, dass sie in der Nährstoffanalyse als hochwertige Eiweiße auftauchen. Über deren Verteidigungsaufgabe im Korn sagt eine solche Analyse aber nichts aus. Manche Abwehrstoffe hindern die menschlichen Verdauungsenzyme an der Arbeit. Infolgedessen können wir all die vielen Nährstoffe aus dem vollen Korn gar nicht vollständig ausnutzen und haben stattdessen dieses gewisse Grummeln im Bauch. Unser Verdauungstrakt kann die pflanzlichen Abwehrstoffe nicht einfach so entgiften, dazu ist er von Natur aus nicht eingerichtet. Deswegen haben unsere Vorfahren vor etwa 10000 Jahren (seither essen wir erst Getreide) Verarbeitungsmethoden entwickeln müssen, um Getreidekörner bekömmlich und ihre Inhaltsstoffe für den Körper verwertbar zu machen.

Vollkorn und Bekömmlichkeit

So wird Gerste seit Jahrtausenden nicht roh gegessen, sondern zu Bier verbraut. Aus Roggen wird seit Generationen mit Hilfe einer langwierigen Sauerteigführung ein bekömmliches Vollkornbrot gebacken. Bei Reis und beim Weizen entfernt man (fast) überall auf der Welt die abwehrstoffreichen Randschichten und stellt helles Mehl, helle Pasta und weißen Reis daraus her. Diese Verarbeitungsverfahren haben einen biologischen Sinn, sie dienen nicht der mutwilligen Beschädigung des Vollwertes. Werden die Verarbeitungsverfahren gravierend verändert, weggelassen oder beschleunigt, wie es seit einigen Jahrzehnten im Ernährungshandwerk geschieht, so kann das Probleme verursachen. Vor allem Vollkornprodukte aus Weizen sind erfahrungsgemäß schwer bekömmlich. Das gleiche gilt für Roggenvollkornbrote, die mit Hilfe moderner Schnellverfahren gebacken werden. Die kurzen Gehzeiten dieser Teige reichen nicht aus, um genügend Abwehrstoffe abzubauen. Die fertigen »Tütenbrote« schmecken zunächst wie echte Sauerteigbrote, verursachen aber nicht selten heftige Blähbäuche bis hin zu Darmschäden, sodass einem bald der Appetit darauf vergeht.

Bei der gesundheitlichen Beurteilung von Getreideprodukten kommt es also nicht so sehr darauf an, ob auf dem Etikett »Vollkorn« steht oder nicht. Entscheidend sind eine angemessene Verarbeitung der Körner und die Verträglichkeit, die von Mensch zu Mensch unterschiedlich ausfällt. Wer Produkte aus dem vollen Korn nicht verträgt, soll sie weglassen. Wer sie mag, soll sie genießen und darauf achten, dass er gut bekömmliche auswählt. Meist sind es jene Produkte, die nach traditionellen Verfahren wie der Sauerteigführung hergestellt wurden.

Angemessene Verarbeitung

Die Propagierung voller Körner mag ernährungstheoretisch logisch erscheinen – doch ohne Rücksicht auf die Kapazitäten des menschlichen Verdauungstraktes und unter Missachtung einer angemessenen Verarbeitung der Nahrung macht sie wenig Sinn.

»Trinken kann man nie genug!«

Wasser marsch:
Wie viel und was wir trinken sollten

Universalstoff Wasser

Keine Frage, Wasser ist das wichtigste Lösungs-, Transport-, Reaktions- und Kühlmittel für den Körper. In Form von Blut und Lymphe transportiert es Nährstoffe, Abwehrstoffe, Signal- und Botenstoffe bis in die letzten Winkel des Organismus. In Form von Verdauungssäften hilft es beim Aufschluss der Nahrung und beim Transport des Speisebreies durch den Magen- und Darmtrakt. Wer zu wenig trinkt, leidet eher an Verstopfung, und auch die Konzentration kann schnell nachlassen. In Haut- und Muskelzellen hält Wasser die Gewebe straff, es hilft, den Blutdruck und den Salzhaushalt im Gleichgewicht zu halten, und die Niere braucht es, um problematische Abbaustoffe aus der Nahrung, Schadstoffe, Rückstände und Medikamentenreste auszuschwemmen.

Weil Wasser so wichtig für den Organismus ist, muss er damit gut haushalten. Bereits Verluste von ein bis zwei Prozent beeinträchtigen die Leistungsfähigkeit. Nach zwei bis vier Tagen ohne Wasser oder durch Verluste von zehn bis 15 Prozent kann die Niere keine Gifte mehr ausscheiden, das Blut wird immer dicker und schließlich kommt es zum tödlichen Kreislaufversagen. Daher empfinden wir bereits Durst, wenn der Körper

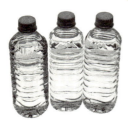

nur 0,8 Prozent Wasser verloren hat. Und deswegen ist ausreichendes Trinken so wichtig.

Trinkbedarf

Doch was heißt ausreichend? Die Deutsche Gesellschaft für Ernährung empfiehlt als Faustregel eineinhalb Liter täglich. Diese Menge – oder umgerechnet 20 bis 25 Milliliter Wasser pro Kilo Körpergewicht – entspricht dem Trinkbedarf eines durchschnittlichen Mitteleuropäers mit geringer körperlicher Belastung. Bei heißem Wetter, bei trockener, kalter Luft, in großer Höhe, bei Fieber, Erbrechen oder Durchfall, bei hohem Salz- oder Eiweißkonsum sowie bei körperlicher Aktivität muss mehr getrunken werden.

Flüssigkeitsbedarf

Wer diese Zahlen mit den häufig geäußerten Trinktipps vergleicht, reibt sich verwundert die Augen: Da werden »mindestens zwei bis drei Liter« empfohlen, bei Sport und Hitze entsprechend mehr. Offenbar sind hier Flüssigkeitsbedarf und Trinkmenge unzulässigerweise in einen Topf gepurzelt: Der Flüssigkeitsbedarf eines Durchschnittsmenschen beträgt tatsächlich rund 2,5 Liter. So viel Wasser verliert der Körper durchschnittlich jeden Tag: über den Urin, über die Atmung, über Lunge und Haut und über den Darm. Diese Verluste müssen zwar ausgeglichen, aber nicht unbedingt getrunken werden. Denn auch feste Nahrung enthält Wasser. Gurken und Blattsalate sind mit über 95 Prozent sogar wasserreicher als Cola, Apfel- oder Orangensaft, die es nur auf knapp 90 Prozent Wasser bringen

> **Wir brauchen 2,5 l Flüssigkeit, aber nur 1,5 l Getränke täglich.**

ERNÄHRUNG UND LEBENSMITTEL

(weil sie rund zehn Prozent Zucker enthalten). Bei einer üblichen Mischkost kommt durch die festen Lebensmittel bereits ein knapper Liter Wasser täglich zusammen. Etwa ein drittel Liter entsteht durch chemische Reaktionen im Körper. Somit bleiben etwa 1,5 Liter zu trinken.

> *Trinken, um abzunehmen?*
> **Zur Unterstützung von Abspeckdiäten wird häufig empfohlen, besonders viel zu trinken. Damit lässt sich das Hungergefühl etwas bremsen. Mit jedem Glas kalten Wassers steigt der Kalorienverbrauch zudem um ca. 25 kcal an. Doch darf man davon keinen spürbaren Effekt erwarten, normalerweise gleicht der Körper solche geringen Schwankungen automatisch aus.**

Trinken bis der Arzt kommt

Wer zu wenig trinkt, kann in eine bedrohliche Mangelsituation geraten. Doch auch wer zu viel trinkt, lebt gefährlich, selbst wenn es sich ausschließlich um Wasser handelt. Vor allem wer salzarm isst und dazu noch literweise natriumarmes Wasser trinkt, das Ganze vielleicht noch durch kaliumreiche Gemüse und Entwässerungsmittel unterstützt, läuft Gefahr, einen Salzmangel zu erleiden. Was harmlos klingt, kann zu Stimmungsschwankungen, Schwindel, Lethargie und Salzhunger führen bis hin zu schweren Krampfanfällen und Hirnschäden. Besonders fatal: Im Salzmangel steigt der Durst, wo doch eigentlich nur weniger Trinken und Salzgaben helfen würden.

Die bedrohlichen Auswirkungen zu hoher Flüssigkeitsmengen haben Extrem-Ausdauersportler schon mit ihrem Leben bezahlen müssen. Bei intensiven und lang dauernden Sport-Events wie Marathons und Triathlons verliert der Körper nicht nur literweise Wasser, sondern auch einige Gramm Salz. Werden große Mengen salzarmen Wassers oder hypotone* Sportdrinks getrunken, sinkt der Salzgehalt im Blut und es kommt zur Wasservergiftung. Je nach Leistungspensum, Schweißmenge und -zusammensetzung kann es daher auch für Leistungssportler sinnvoll sein, nicht zu sehr über den Durst zu trinken und nicht mehr als 0,8 Liter Flüssigkeit pro Stunde Wettkampf zu sich zu nehmen.

Häufig wird empfohlen, bereits vor dem Durst zu trinken, um Leistungseinbußen zu verhindern. Was für Extremsituationen wie Marathonlauf oder Examensprüfung sinnvoll sein kann, dürfte im normalen Alltagsleben keine spürbaren positiven Auswirkungen zeigen. Es kann sogar schaden. So haben die allgegenwärtigen Trinktipps dazu geführt, dass viele Zeitgenossen überall und ständig an ihren Trinkflaschen nuckeln. Seit mehr als 20 Jahren ist bekannt, dass Dauernuckeln die Zähne angreift, insbesondere wenn zucker- und säurereiche Flüssigkeiten wie Saft, Saftschorle, Limonaden, Energy- oder Sportgetränke genuckelt werden. Tatsächlich diagnostizieren Zahnärzte immer häufiger an den Frontzähnen Erwachsener genau jene Karies- und Säureschäden, die man einst bei Kleinkindern fand, die ständig ein Tee- oder Saftfläschchen zur Verfügung hatten.

Trinken ohne Durst?

ERNÄHRUNG UND LEBENSMITTEL

Müssen wir wirklich andauernd trinken? Sicher, bei sehr alten und sehr jungen Menschen muss auf eine ausreichende Flüssigkeitszufuhr geachtet werden: Kinder vergessen über ihrem Spiel oft das Trinken und sollten daher gelegentlich daran erinnert werden. Im Alter lässt das Durstempfinden nach, sodass es bei Senioren tatsächlich oft zu einer zu geringen Flüssigkeitszufuhr kommt, die bis hin zu geistiger Verwirrung führen kann. Auch sie sollten regelmäßig und genug trinken (Richtgröße: 20 – 25 ml pro Kilo Körpergewicht). Doch wie sieht es bei größeren Kindern, Jugendlichen und Erwachsenen mittleren Alters aus?

Ein amerikanischer Nierenspezialist ist dieser Frage nachgegangen. Zudem wollte er wissen, ob es stimmt, dass koffein- und alkoholhaltige Getränke in der Flüssigkeitsbilanz nicht mitgerechnet werden dürfen, weil sie dem Körper Wasser entziehen. Er suchte in wissenschaftlichen Datenbanken, befragte Kollegen und wälzte Bücher – vernünftige Studien fand er nicht. Sein Fazit: Koffein- und Alkoholhaltiges darf in die Getränkebilanz einbezogen werden. Und zumindest für Gesunde in gemäßigten Klimazonen gilt: Es gibt keine wissenschaftliche Studie, die die üblichen Trinkempfehlungen eindeutig begründet. Man darf also davon ausgehen, dass ein gesunder Körper seinen Wasserhaushalt via Durst präzise regelt.

Ernährung und Lebensmittelqualität

»Unsere Lebensmittel sind hoch belastet«

Rückstände und Verunreinigungen: Verbesserungen und Handlungsbedarf

Schön, saftig, gespritzt« so lauten die Schlagzeilen, wenn es um Pestizid- und andere Rückstände auf Lebensmitteln geht. Nicht einmal ein Drittel der untersuchten Obst- und Gemüseproben sei rückstandsfrei, meldete die Umweltschutzorganisation Greenpeace 2007. Etwa zur gleichen Zeit ließ das Berliner Bundesamt für Verbraucherschutz und Lebensmittelsicherheit (BVL) mitteilen, die Lebensmittel in Deutschland seien »insgesamt nur geringfügig belastet«. »Chemiecocktail« oder »so sicher wie nie« – solche gegensätzlichen Aussagen beruhen keineswegs auf verschiedenen Messwerten, sondern auf unterschiedlichen Beurteilungen der gemessenen Werte.

Pestizide & Co.

Tatsächlich enthalten die meisten unserer Lebensmittel Rückstände: von Stoffen, die je nach Interessenlage als Pflanzenschutzmittel oder Pestizide bezeichnet werden, von Schimmelpilzgiften, Schwermetallen und Schadstoffen aus der Umwelt. Auch Spuren von Putz- und Waschmitteln, Kosmetika und Medikamenten finden sich in vielen Lebensmitteln bis hin zur Muttermilch wieder. Erfreulich ist das nicht, und alle sind sich einig, dass die Gehalte an unerwünschten Stoffen in der Nahrung so gering wie möglich gehalten werden sollten.

Wunschtraum Rückstandsfreiheit

Genau da beginnt der Streit. Was heißt »so gering wie möglich«? Rückstandsfreiheit ist eine Illusion. Denn selbst in Bio-Produkten, die aufgrund ihrer besonderen Anbauweise und Aufzucht in der Regel keine Reste von Pflanzenschutzmitteln enthalten, finden sich Überbleibsel anderer unerwünschter Substanzen. Luft und Boden, Wasser und Futtermittel sorgen für den Eintrag, auch wenn niemand absichtlich »Chemie« dazugegeben hat. So fanden sich 2006 erhöhte Dioxinwerte in Eiern von »glücklichen« Freilandhühnern.

Kontroversen in der Beurteilung

Längst gibt es internationale Konventionen, nach denen Rückstandsgehalte beurteilt werden. Allerdings waren diese Vereinbarungen auch stets Gegenstand heftiger und teils berechtigter Kritik. So werden die meisten Substanzen bis heute nur als Einzelstoff behandelt. In den Lebensmitteln finden sich aber oft mehrere Rückstände, etwa weil verschiedene Spritzmittel angewendet wurden. Kritiker fordern daher zu Recht, die möglichen Additions- und Wechselwirkungen der diversen Rückstände zu berücksichtigen, um das Gefahrenpotenzial realistischer abschätzen zu können. Während Greenpeace die Mengen aller gefundenen Rückstände addiert (was vermutlich zu einer Überschätzung der Gefahren führt), arbeiten die nationalen und internationalen Behörden noch an einem differenzierteren Modell, um die Wirkung von »Rückstandscocktails« besser bewerten zu können. Immerhin, es tut sich was!

Zur gesundheitlichen Beurteilung ist es auch notwendig, die von einem Menschen insgesamt aufgenommenen Rückstandsmengen zu kennen bzw. abschätzen zu können. Hier setzen Umweltorganisationen häufig höhere Verzehrsmengen an, z. B. täglich 500 g Beerenobst. Vor allem für Kinder ist dies völlig unrealistisch und führt zu einer Überschätzung der tatsächlich verzehrten Rückstandsmenge. Demgegenüber hat das Bundesamt für Risikobewertung (BfR) in Berlin inzwischen reale Verzehrsdaten bei Kindern erhoben, die es seinen Berechnungen zugrunde legt.

Ein weiterer Kritikpunkt betraf das Thema gebundene Rückstände. Da Pflanzenschutzmittel auch die damit behandelten Pflanzen schädigen können, werden sie von den Pflanzen, sofern sie nicht zersetzt und ausgeschieden werden können, in Blätter, Stängel oder Früchte eingelagert. Diese »sicher verwahrten« Mengen werden auch als gebundene Rückstände bezeichnet, da sie so fest mit der Pflanze verbunden sind, dass sie bei der herkömmlichen Analyse im Labor nicht auffallen. Allerdings können sie während der Verdauung im menschlichen Darmtrakt freigesetzt werden. Schlimmstenfalls gelangt auf diesem Weg ein Mehrfaches dessen in den Körper, was der Chemiker bei der

Gebundene Rückstände

Rückstandsanalyse gefunden hatte. Erfreulicherweise hat man sich auch dieses Problems inzwischen angenommen. Heute ist es EU-weit vorgeschrieben, möglichst die gebundenen Rückstände sowie die Ab- und Umbauprodukte von Pflanzenschutzmitteln zu messen und bei der Festlegung von Höchstmengen zu berücksichtigen.

Verbesserte Analytik

Nicht selten beschleicht einen als Verbraucher dennoch der Eindruck, es würden immer mehr unerwünschte Stoffe im Essen gefunden. Schuld daran ist auch die verbesserte Analytik. Konnten die Labore in den sechziger Jahren einen Zuckerwürfel in einem 3000 Liter fassenden Tanklastzug nachweisen, sind sie heute in der Lage, das Zuckerstück in einem See mit drei Billionen Liter Wasser aufzufinden. Das heißt: Die moderne Analytik entdeckt zwar ständig neue Rückstände, es muss sich aber keineswegs um neue Risiken handeln. Womöglich hat man die neu entdeckte Substanz schon lange aufgenommen, nur eben nichts davon gewusst.

Neue Gefahren

Allerdings gibt es tatsächlich auch neue Risiken. So beschäftigten synthetische Duftstoffe wie das Moschusxylol die Chemiker, seit bekannt wurde, dass sie hormonelle Regelkreise stören können. Inzwischen haben Anwendungsverbote und -einschränkungen dazu geführt, dass die Gehalte spürbar zurückgehen, vor allem in der Muttermilch. Die enthält heute mengenmäßig viel weniger Rückstände als etwa in den achtziger Jahren. Allerdings finden die Chemiker immer wieder neue Substanzen, z. B. UV-Filterstoffe aus Sonnenschutzmitteln oder Flammschutzmittel von

Computern, die über die Haut und die Atemwege bis in die Milch gelangen.

> *Ist unser Trinkwasser sauber?*
> **Die Wasserwerke versichern, das Trinkwasser aus der Leitung sei hygienisch einwandfrei, das bestuntersuchte Lebensmittel überhaupt und bedenkenlos zu genießen. Mit dieser Einschätzung haben sie zunächst einmal Recht. Allerdings müssen auch Meldungen ernst genommen werden, wonach unser Trinkwasser allmählich zum Medikamentencocktail verkommt: Dabei geht es nicht nur um die Unsitte mancher Verbraucher, überzählige Arzneimittel ins Klo zu werfen. Auch all die Anti-Baby-Pillen, Cholesterinsenker, Schmerz- und Rheumamittel, die täglich sachgerecht geschluckt werden, tauchen früher oder später im Trinkwasser auf: Nachdem sie ihren Dienst im menschlichen Körper erfüllt haben, wird ein Teil der Arzneien mit dem Urin ausgeschieden und gelangt via Abwasser in Flüsse, Bäche, Seen und Kläranlagen. Die haben jedoch zunehmend Probleme damit, die bislang rund 100 im Klärbecken entdeckten Wirkstoffe wieder herauszufiltern. Einmal sind dazu teure Spezialmethoden nötig, und zum anderen fallen teilweise hohe Wirkstoffmengen an. So gelangen jährlich allein rund 100 Tonnen Schmerzmittel via Abwasser in die Natur. Noch wird eine gesundheitliche Gefahr für den Menschen ausgeschlossen, doch sind die langfristigen Auswirkungen minimaler Mengen schlichtweg unbekannt.**

Diese wenigen Beispiele mögen zeigen, dass Lebensmittelsicherheit ein laufender Prozess ist. Alte Gefahren können dank moderner Analytik abgestellt, dafür müssen neue aufgespürt, bewertet und behoben werden. So haben sich die Forscher künftig weniger mit großen Rückstandsmengen zu befassen, sondern zunehmend mit den chronischen Auswirkungen geringster Mengen. Deren mögliche und vermutlich subtile Schadwirkungen, etwa auf das Nervensystem von Ungeborenen, muss dringend besser untersucht werden. Hier klaffen noch deutliche Erkenntnislücken. Es besteht aber kein Grund für Verbraucher, sich vor einer steten »Vergiftung« durch Rückstände in Lebensmitteln zu fürchten.

Einfluss des Verbrauchers Was können Sie selbst zu Ihrem Schutz tun? Obst und Gemüse stets gründlich waschen? Einmal davon abgesehen, dass sich weder Himbeeren noch Blattsalate »gründlich« abschrubben lassen: Die meisten Pestizidrückstände lassen sich nicht einfach via Waschbecken entsorgen. Durch Waschen können zwar Wurmeier, Schmutz und Erdreste von Obst und Grünzeug entfernt werden. Doch ein beträchtlicher Teil der Rückstände haftet fest an der Wachsschicht, die viele Früchte und Gemüse bedeckt. Von dort lassen sie sich allenfalls durch kräftiges Polieren etwas reduzieren, sei es mit einem Küchentuch oder durch Reiben an Pullover oder Hose. Doch auch das betrifft nur einen Teil der Rückstände, denn einige bleiben nicht an der Oberfläche, sondern dringen in die Lebensmittel ein. Durch

Schälen und das Entfernen der äußeren Blätter lässt sich die Rückstandslast also eher verringern als durch Waschen.

Was können Verbraucher noch tun? Ein abwechslungsreicher Speiseplan hilft, eventuelle Risiken durch unerwünschte Stoffe zu streuen. Auch regional und saisonal einzukaufen ist durchaus sinnvoll. Erdbeeren, die vor Ort angebaut wurden und zu ihrer Zeit reifen konnten, sind weniger belastet als Importware aus dem Treibhaus. Wer mag, kann zu biologisch erzeugten Lebensmitteln greifen, die in der Regel erheblich weniger belastet und meistens frei von Pflanzenschutzmittelrückständen sind.

Auch darf der Lebensmittelhandel ruhig spüren, dass die Verbraucher rückstandsarme Ware wünschen. Weil der Handel weitgehend die Lebensmittelpreise diktiert, sind Hersteller vielfach gezwungen, immer billiger zu produzieren. Warum sollte der Handel in Sachen Lebensmittelsicherheit unbehelligt bleiben? Wer durch stärker belastete Ware auffällt, kann gemieden werden. Bleiben die Kunden aus, sieht man sich vielleicht motiviert, mit den Lieferanten nicht nur über Preise zu sprechen, sondern auch über bessere Rückstandskontrollen. Mittlerweile gibt es solche Initiativen. Prompt verbesserte sich die Rückstandssituation bei Paprikaschoten aus Spanien und der Türkei, die zuvor immer wieder negativ aufgefallen waren. Über solche Fortschritte informieren die Verbraucherschutz- und Warentest-Organisationen.

Im Übrigen darf man sich als Verbraucher nicht verrückt machen lassen. Der Mediziner und Risikomanager Klaus Heilmann warnt davor, im Alltag ständig über alle möglichen Risiken nachzudenken. Stattdessen sollten wir unser Verhalten auf Wahrscheinlichkeiten aufbauen, sonst »werden wir unser ganzes Leben damit verbringen, uns mit viel Geld gegen mögliche Risiken zu schützen, werden aber mittellos und unvorbereitet sein, wenn die wahrscheinlichen eintreten«.

Risiken und Nutzen Absolute Sicherheit wird es auch beim Essen niemals geben. Jede (neue) Technik, jedes Verfahren hat Vor- und Nachteile. Wir müssen immer Risiken und Nutzen gegeneinander abwägen und entscheiden, was wir uns leisten können und wollen. Wer sich bei jedem Biss in eine konventionelle Gurke um die Gesundheit sorgt, schadet ihr nur. Welchen Nutzen Pflanzenschutzmittel bieten? Sie verhindern Schädlingsbefall und Pflanzenkrankheiten. Das sorgt bei sachgerechtem Einsatz für höhere Ernten zu vertretbaren Preisen – angesichts der Welternährungssituation und der jüngsten Preisentwicklungen ist das kein geringer Verdienst.

»E-Nummern sind gefährlich«

Zusatzstoffe: sinnvolle, überflüssige und problematische

All diese Fremdwörter und E-Nummern auf den Zutatenlisten – wie leicht kommt da das Gefühl auf, es würde einem allerlei Schädliches ins Essen gemischt. Die Beschwichtigungen der Behörden, alle Zusatzstoffe seien geprüft, zugelassen und sicher, wirken da nicht immer überzeugend. Eines sollte uns aber klar sein: Unsere bequeme Welt der Fertig-, Light- und Mikrowellenprodukte wäre ohne Zusatzstoffe unmöglich. Denn wer vorgefertigte Menüs, Instantpürees, Schnellsuppen, Fertigteige oder Halbfettbutter wählt, kauft Produkte, die haltbar gemacht (Konservierungsstoffe), vor Verderb geschützt (Antioxidantien), maschinengängig gemacht (Rieselhilfsstoffe, Schaumverhüter), gefärbt (Farbstoffe) oder gebunden (Verdickungsmittel, Emulgatoren) werden müssen. 315 Zusatzstoffe sind dafür vom Gesetzgeber zugelassen: manche für alle, manche nur für bestimmte Lebensmittel, mal mit und mal ohne Mengenbeschränkung. Tatsächlich ist jeder dieser Stoffe behördlich überprüft, für sicher befunden und für die Nutzung in Lebensmitteln zugelassen worden.

E-Nummern und Zusatzstoffe

> § 2 des Lebensmittelgesetzbuches (LFGB): Zusatzstoffe sind Stoffe, die Lebensmitteln absichtlich aus technologischen oder diätetischen Gründen zugesetzt werden.

Hier lauert das erste Problem: Zusatzstoffe werden einzeln und roh beurteilt. Niemand weiß, was mit ihnen im Lebensmittel beim Kochen, Backen, Braten, Extrudieren oder Gefriertrocknen passiert und wie die Zusatzstoff-Mixturen wirken, die wir mit Süßwaren, Backmischungskuchen, Limonaden, Bonbons, Desserts und Tütensuppen zu uns nehmen. Auch werden Lebensmitteln viele weitere Stoffe zugesetzt, die zwar ebenfalls nicht gesundheitsschädlich sein dürfen, die aber kein amtliches Zulassungsverfahren durchlaufen müssen. Es obliegt den Herstellern, was sie in welcher Menge zugeben. Beispielsweise eines der unzähligen natürlichen und naturidentischen Aromen zur Verbesserung von Geruch und Geschmack. Diese Aromen müssen im Gegensatz zu den künstlichen Aromastoffen derzeit noch nicht extra zugelassen werden.

Zutaten und Nicht-Zutaten

Beides, Zusatzstoffe und Zutaten, müssen bei verpackten Lebensmitteln auf der Zutatenliste aufgeführt werden, und zwar in absteigender Reihenfolge: Die mengenmäßig wichtigste Zutat steht ganz vorne auf der Liste. Das bedeutet aber noch lange nicht, dass alles, was mit einem Lebensmittel bei der Herstellung in Berührung kommt, auch auf der Packung steht. Denn so wie der Gesetzgeber Zutaten und Zusatzstoffe definiert hat, hat er damit auch festgelegt, dass alles andere »Nicht-Zutaten« und »Nicht-Zusatzstoffe« sind, die folglich auch nicht zu deklarieren sind.

Technische Hilfsstoffe

Technische Hilfsstoffe werden beispielsweise zugegeben, um die Fleischstückchen in der Gulaschsuppe beim maschinellen Abfüllen in der Schwebe zu halten. Danach haben die Schwebehilfen ihren Zweck erfüllt, sie werden beim anschließenden Erhitzen gespalten und brauchen daher nicht auf dem Etikett zu erscheinen. Auch Konservierungsmittel für Fruchtzubereitungen, Entkeimungsmittel für PET-Flaschen, Formtrennmittel für Schokohasen, Lösemittel für Pflanzenöle sowie Klär- und Filtrierhilfsmittel für Säfte und Wein müssen auf keiner Zutatenliste aufgeführt werden. Bleibt nur zu hoffen, dass die technologisch unvermeidbaren Reste all dieser Substanzen, die im Endprodukt enthalten sein dürfen, gesundheitlich unbedenklich sind.

Enzyme

Eine zweite Gruppe von Hilfsstoffen, die bislang weder einzeln zugelassen noch alle deklariert werden müssen, sind Enzyme. Ohne sie kommt heute kaum ein Lebensmittel aus: Sie bauen Stärke ab, verflüssigen Obst oder bleichen Mehl. Für Allergiker ist das problematisch, denn manchmal genügen winzige Spuren für eine Reaktion, und nicht alle Enzyme werden beim Erhitzen der Lebensmittel komplett inaktiviert. Die seit 2004 gültige Kennzeichnungspflicht für die zwölf wichtigsten Allergie-Auslöser ist sicher hilfreich, dem Enzymallergiker hilft sie aber nicht weiter.

Die zwölf wichtigsten Allergene: Glutenhaltiges Getreide, Krebstiere, Eier, Fisch, Erdnüsse, Nüsse, Sesam, Sellerie, Senf, Soja, Milch und Schwefelverbindungen (ab 10 mg/kg Lebensmittel) müssen in jedem Fall deklariert werden.

Zurück zu den zugelassenen Zusatzstoffen: Sie müssen laut Gesetz technologisch notwendig und gesundheitlich unbedenklich sein. Über die technologische Notwendigkeit ließe sich lange streiten: Konservierungsstoffe und Antioxidantien sind sicher nötig, um das Verschimmeln und Ranzigwerden zu verhindern. Dadurch schützen sie die Gesundheit der Konsumenten. Doch muss Sahne unbedingt mit Stabilisatoren am Aufrahmen gehindert werden? Müssen Bonbons und Joghurts so intensiv gefärbt und müssen auch Margarine und Puddingpulver gelb sein? Natürlich muss niemand Bonbons, Puddingpulver oder Margarine essen. Es bleibt aber die Frage, ob all die Stabilisatoren, Emulgatoren und Farbstoffe gesundheitlich unbedenklich sind.

Problematische Zusatzstoffe

Akut gefährlich sind die zugelassenen Zusatzstoffe nicht. Einige fallen jedoch immer wieder einmal unangenehm auf. Dazu gehören die Azofarbstoffe (z. B. E 102 Tartrazin, E 123 Amaranth, E 129 Allurarot AC) sowie die Konservierungsmittel Benzoesäure (E 210–213) und Schwefel (E 220–228), die Allergien und Unverträglichkeiten fördern oder verstärken können. Zitronensäure (E 330), ein Konservierungs- und Säuerungsmittel, kann die Zähne angreifen. Zwar kommt die Säure auch von Natur aus in Früchten und Säften vor. Ihr weit verbreiteter Einsatz, vom Eistee bis zur Tütensuppe, verstärkt aber das Problem. Der Geschmacksverstärker Glutamat und seine Salze (E 620–625) stehen im begründeten Verdacht, bei empfindlichen Personen Gefräßigkeit und Übergewicht zu fördern sowie das China-Restaurant-Syndrom* auszulösen. Ob Farb- und Konservierungsmittel bei Kindern Hyperaktivität begünstigen, ist nach wie vor umstritten. Die gute Nachricht lautet:

Über die Hälfte der zugelassenen Zusatzstoffe gilt als gänzlich unbedenklich.

Mittlerweile versuchen viele Verbraucher, Zusatzstoffe zu vermeiden. Das ist nicht ganz einfach, vor allem bei loser Ware an der Brot-, Käse- oder Fleischtheke, wo die Kennzeichnung lückenhafter als bei Fertigpackungen ist. Wer gering verarbeitete Lebensmittel bevorzugt und mit frischen Zutaten selbst kocht, nimmt geschätzte 5 g Zusatzstoffe täglich zu sich. Wer häufig Fertigprodukte isst, kommt schätzungsweise auf 20 g Zusatzstoffe. Allerdings weiß niemand genau, wie viel Zusatzstoffe wir zu uns nehmen, weil es keine systematischen Untersuchungen dazu gibt.

Selbst das intensive Studium der Etiketten kann in die Irre führen. Denn das Fehlen von E-Nummern ist kein zuverlässiger Hinweis (mehr) auf Zusatzstoff-Freiheit. Weil deren Image immer schlechter wurde, ersannen die Hersteller das »saubere« Etikett – clean label. Nun erscheinen häufig nur noch »Naturprodukte« wie Milcherzeugnisse auf der Zutatenliste. Dabei muss es sich aber keineswegs um einen Klecks Sahne oder Joghurt handeln. Mit Hilfe modernster Hightech-Verfahren gelingt es, aus dem Milcheiweiß oder dem Milchfett einzelne Bausteine herauszuschneiden. Der Clou: Die Milchbausteinschnipsel erfüllen, neu zusammengesetzt, chemisch, physikalisch oder per Nanotechnologie aufbereitet, exakt die Aufgaben der zuvor verwendeten Zusatzstoffe. Nur müssen jetzt keine E-Nummern mehr aufs Etikett, denn Milchbestandteile gelten als Lebensmittel, nicht als Zusatzstoffe, egal, wie intensiv sie

»Saubere« Etiketten

ERNÄHRUNG UND LEBENSMITTELQUALITÄT

bearbeitet wurden. Wer würde hinter Begriffen wie »Milcheiweißerzeugnis« oder »Süßmolkenpulver« Substanzen mit denselben Eigenschaften wie »Emulgator E 322 Lecithin« vermuten? Oder den umstrittenen »Geschmacksverstärker E 621 Natrium-Glutamat«, der aus Milch-, Weizen- oder anderen Eiweißen gewonnen werden kann?

Wer nur gelegentlich zu Fertigprodukten und bunten Snacks oder Getränken greift, dem kann das alles egal sein. Für Allergiker und Menschen mit Unverträglichkeiten birgt es aber enorme Probleme. Wussten die zur Zeit der E-Nummern noch einigermaßen, auf welche Substanz sie achten müssen, so stehen sie den »gesäuberten Etiketten« hilflos gegenüber. Denn hinter den Oberbegriffen versteckt sich eine Vielzahl unterschiedlicher Substanzen mit unterschiedlichen Eigenschaften und unterschiedlichem allergenem* Potenzial.

Gestörte Appetitregulation Für die Allgemeinheit dürfte ein ganz anderer Aspekt interessant sein. Denn auch wenn durch Zusatzstoffe in den allermeisten Fällen keine Gesundheitsgefahren entstehen, können sie doch gesundheitlich problematisch werden: Immer dann, wenn sie bei Grundnahrungsmitteln eingesetzt werden, um wertgebende Zutaten wie Fleisch, Milch, Ei, Gewürze oder Fisch einzusparen (z. B. Geschmacksverstärker, Aromen) oder um bekömmlichkeitssteigernde Bearbeitungsverfahren wie etwa die langwierige Sauerteigführung bei Vollkorn zu ersetzen (»Kunstsauer«). Dann besteht die Gefahr, dass sie langfristig die körpereigene Appetitregulation stören – mit ungewissen Folgen für Gewicht und Gesundheit.

»Bio ist gut für Mensch, Tier und Umwelt«

Wo Bio-Lebensmittel besser sind und wo nicht

Wer keine Chemie auf dem Teller will, greift zu Bio-Produkten. Die haben ihr »Jutetaschen-Image« längst abgeschüttelt. Es hat sich herumgesprochen, dass sie weniger Zusätze und kaum Rückstände von Pflanzenschutzmitteln enthalten. Der Markt erzielt zweistellige Umsatzsteigerungen, das Angebot wächst und gedeiht, und längst gibt es Bio-Produkte auch beim Discounter. Produkte aus ökologischer Landwirtschaft stehen für strengere Kontrollen, artgerechte Tierhaltung, Schutz der Umwelt, höhere Einkommen für die Bauern und besseren Geschmack.

Dank der EU-weit gültigen Öko-Verordnung sind die Anforderungen an Bio-Lebensmittel einheitlich und verbindlich festgelegt: Keine Bestrahlung, keine gentechnisch veränderten Organismen, keine chemisch-synthetischen Pflanzenschutzmittel, keine leicht löslichen Mineraldünger (Kunstdünger). Stattdessen Fruchtfolgen, Naturdünger, an die landwirtschaftliche Fläche gebundene Tierzahlen, Weidegang und nach Möglichkeit Öko-Futter ohne Antibiotika und Leistungsförderer (seit 2006 auch in der konventionellen Tierfütterung nicht mehr erlaubt). Zusätzlich zu den üblichen amtlichen Lebensmittelkontrollen unterliegen Bio-Lebensmittel einer Prüfung durch unabhängige Öko-Kontrollstellen. Nach bestandener Prüfung erhalten sie eine Kontrollnummer, die neben dem (noch gültigen)

Zertifizierung

deutschen Bio-Siegel und den Siegeln der Anbauverbände (z. B. Demeter, Bioland, Naturland, GÄA, Ecovin) das wichtigste Kennzeichen für zertifizierte Öko-Ware darstellt.

Schattenseiten Doch auch im Öko-Landbau gibt es Probleme und werden Fehler gemacht. Zudem führt das gesteigerte Interesse der Verbraucher zu Engpässen, die höheren Preise locken Betrüger an. Selbst Insider geben zu, dass es nicht die Frage ist, ob wir auch einmal einen großen Bio-Skandal erleben werden, sondern wann.

Bleiben wir in der Gegenwart. Auch in der Bio-Branche gibt es Unterschiede in der Beschaffenheit der Produkte. Manche Bio-Wurst strahlt mittlerweile genauso rot wie herkömmliche Supermarktware, weil die EU-Öko-Verordnung Nitritpökelsalz erlaubt. Bio-Würste von Demeter oder Bioland sind nicht umgerötet, denn die Anbauverbände verbieten den Zusatzstoff nach wie vor. Auch bei anderen Zusätzen, bei den Vorschriften zur Betriebsumstellung und den Flächen pro Tier, beim Zukauf konventioneller Tiere und Futtermittel ist die EU-Öko-Verordnung laxer als die Verordnungen der älteren Bio-Anbauverbände. Die EU hat demnach Mindestanforderungen festgelegt, die im Übrigen auch für Einfuhren aus Drittländern gelten.

Ökobilanz Längst liegen in den Öko-Regalen nicht mehr nur Möhren und Müslis, sondern auch Exoten und Weitgereistes, wobei sich die Frage nach deren Ökobilanz förmlich aufdrängt. Doch auch wer mit dem Auto zum Bio-Hof fährt, belastet die Umwelt. Während Flug-Ananas aufgrund des Energieverbrauchs und des CO_2-Ausstoßes unökologisch sind, kann Schiffsware für den Supermarkt durchaus ökologisch vertretbar sein.

Auch die Fülle an Fertig- und Halbfertigprodukten, Süßigkeiten und Knabberartikeln wirft Fragen auf: Kommen Bio-Bretzeln und Bio-Pizza etwa ohne Zusatzstoffe aus? Sind Bio-Produkte generell gesünder? Zunächst: Die bisher durchgeführten Untersuchungen ergaben bei Grundnahrungsmitteln keine klaren Hinweise darauf, dass ökologisch erzeugte Lebensmittel nährstoffreicher und daher gesünder wären als konventionelle.

Sind Bio-Produkte gesünder?

Was die Zusatzstoffe angeht, so kommen auch Bio-Fertigprodukte nicht ohne aus. Allerdings ist die Auswahl der erlaubten Stoffe gegenüber konventioneller Ware deutlich eingeschränkt. So sind Farbstoffe, Süßstoffe, Stabilisatoren, Geschmacksverstärker, künstliche und naturidentische Aromen für Bio-Lebensmittel verboten. Erlaubt sind natürliche Aromen, auch jene, die aus Schimmelpilzkulturen stammen. In Öko-Hefeerzeugnissen und Bio-Brühwürfeln findet sich auch Glutamat, weil es im Hefe- und Gemüseeiweiß von Natur aus enthalten ist und bei der Herstellung freigesetzt wird. Und auch für Öko-Produkte gibt es ein paar technische Hilfsstoffe, die nicht deklariert werden müssen. Allerdings handelt es sich durchweg um zugelassene Zusatzstoffe und im Vergleich zu den Hilfsstoffen bei konventioneller Ware sind es nur sehr wenige.

ERNÄHRUNG UND LEBENSMITTELQUALITÄT

> **Technische Hilfsstoffe für die Verarbeitung von Bio-Lebensmitteln:**
> E 513 Schwefelsäure, E 553b Natriumhexacyanoferrat, E 558 Bentonit, E 901 Bienenwachs, E 903 Carnaubawachs

Die Beispiele zeigen, dass Bio-Lebensmittel zwar deutlich weniger Zusätze und »Chemie« enthalten als konventionelle Ware, aber nicht zwangsläufig frei davon sind. Genauso verhält es sich mit Verunreinigungen aus der Umwelt: Was in Luft, Wasser und Boden herumschwirrt, kann prinzipiell auch auf Bio-Äpfeln und Öko-Tomaten landen. Insofern ist komplette Rückstandsfreiheit auch hier eine Illusion.

Pflanzenschutzmittel beim Bio-Bauern

Aus dem Verbot herkömmlicher Pflanzenschutzmittel darf zudem nicht geschlossen werden, dass im Öko-Landbau »nicht gespritzt« würde. Auch für Bio-Bauern gibt es Pflanzenschutzmittel, die manchmal sogar öfter gespritzt werden müssen, weil sie weniger gut wirksam sind als die herkömmlichen Mittel. Ein sehr problematisches »Bio-Mittel« ist Kupfer, ein Schwermetall, das sich in den Böden anreichert und auch für etliche Nützlinge giftig ist.

Artgerechte Tierhaltung

Wie sieht es bei den Tieren aus? Auf Bio-Höfen soll das Vieh artgerecht gehalten werden und Auslauf haben, das entspricht unserer Vorstellung von »glücklichen« Hühnern, Schweinen und Kühen. Mit dem Weidegang erhöht sich allerdings das Risiko von Infektionen. Nutzvieh, das bei Wind und Wetter draußen ist, Kontakt zu Wild und Nagetieren hat, schnappt auch eher Parasiten und Krankheitskeime auf als Artgenossen, die nie unter der Sonne grasen dürfen. Daraus folgt, dass auch die tierischen Bewohner von Bio-Höfen krank werden können. Und dann müssen sie natürlich behandelt werden. Steht kein alternatives Arzneimittel zur Verfügung, kommen herkömmliche Arzneimittel zum Einsatz. Allerdings verdoppelt sich hier die vorgeschriebene Wartezeit bis zur Gewinnung der Lebensmittel. Eine erfolgreiche Freilandhaltung der Tiere erfordert ein hohes Maß an Berufserfahrung und Know-how. Bei schlechtem Weiden- und Herdenmanagement kann es zu hohen Tierverlusten und mehr Krankheiten kommen.

> ### Streitpunkt Ökobilanz
> Weil die Tiere auf dem Öko-Hof langsamer wachsen und älter werden dürfen und weil sie geringere Erträge bringen, liefern sie nicht nur ein festeres, z.T. auch aromatischeres Fleisch mit einer günstigeren Fettzusammensetzung. Sie verbrauchen im Lauf ihres Lebens auch mehr Wasser, Futter und Weideflächen und scheiden länger stickstoff- und phosphatreiche Exkremente aus als konventionell gehaltene Tiere. Der Mist wird zwar als Dünger gebraucht, doch belasten zu viel Kot und Urin die Böden. Vor allem bei Hühnern und Schweinen kann die Umweltbilanz dadurch in Schieflage geraten – je nachdem, welche Kriterien man einbezieht. Dann kann der Bio-Hof sogar schlechter abschneiden als eine modern geführte, effiziente konventionelle Tierhaltung.

ERNÄHRUNG UND LEBENSMITTELQUALITÄT

Um auch das deutlich zu sagen: Den Bio-Bauern haben wir zu verdanken, dass sich in der konventionellen Landwirtschaft eine Menge getan hat. Sie waren es, die entgegen dem Zeitgeist Alternativen zur chemischen Keule entwickelten. Durch deren unüberlegten und übertriebenen Einsatz hatte die konventionelle Landwirtschaft vor 20 Jahren erhebliche Probleme mit den Böden, der Luft- und Wasserqualität sowie der Tier- und Pflanzgesundheit. Mit einem einfachen »Zurück zur Natur« ist es aber nicht getan. Auch Bio-Betriebe benötigen technischen Fortschritt sowie ein cleveres und fachlich ausgezeichnetes Management, um die hohen Anforderungen zu erfüllen.

Zukunft der Landwirtschaft

Die konventionelle Landwirtschaft hat inzwischen viel von der ökologischen gelernt. Das heißt, dass konventionelle und ökologisch wirtschaftende Betriebe hochwertige Lebensmittel erzeugen können und dass man sich mit und ohne Bio-Produkte gesund ernähren kann. Die Zukunft dürfte in der Symbiose aus ökologischem Denken und modernster Technologie liegen. Denn um die wachsende Weltbevölkerung zu ernähren, ohne den Planeten zu ruinieren, werden wir die umweltverträglichste Schädlingsbekämpfung, die pfiffigsten Bewässerungssysteme, ertragreiche Neuzüchtungen und die besten Techniken brauchen.

Reizthema Gentechnik

Eine sehr umstrittene Technologie ist die Gentechnik. Viele Verbraucher lehnen sie in Lebensmitteln ab, ihr direkter Einsatz in Bio-Lebensmitteln ist verboten. Da der Gesetzgeber aber unbeabsichtigte Verunreinigungen bis 0,9 Prozent zulässt, ist auch die Gentechnikfreiheit längst Illusion. Zumal zahlreiche Enzyme und Aromen mit Hilfe gentechnisch veränderter Mikroorganismen hergestellt werden und die Gentechnik auf diesem Weg längst auf den Tellern angekommen ist. Es soll hier keineswegs um einen Persilschein für die Gentechnik gehen. In der Zusammenschau mit den Realitäten in der Landwirtschaft sollte aber deutlich werden, dass wir aus dem Schubladendenken heraus müssen, das die Diskussionen der vergangenen Jahre geprägt und womöglich Fortschritt verhindert hat. Jede neue Technik – sei es Gentechnik, Öko-Landbau oder künftige Erfindungen – birgt Chancen und Risiken für Mensch, Tier, Pflanze und Umwelt. Wir täten gut daran, sie künftig vorurteilsfreier gegeneinander abzuwägen.

Ernährung zwischen Gesundheit und Krankheit

»Cholesterin verstopft die Blutgefäße«

Herzinfarkt, Krebs & Co.: Wie hartnäckig sich Fehlurteile und Halbwahrheiten halten können

Wer kennt diese Geschichte nicht? Wir essen zu viel Fett, vor allem tierische, gesättigte Fettsäuren, und zu viel Cholesterin. Folglich schwimmt zu viel Cholesterin in unserem Blut, es verstopft die Gefäße und führt so zu Herzinfarkt oder Schlaganfall, je nachdem, wo sich der Gefäßverschluss befindet. Auf diese Weise essen wir uns ums Leben, immerhin sind Herz-Kreislauf-Erkrankungen die Todesursache Nummer eins in westlichen Ländern. Gleich an zweiter Stelle folgen die Krebserkrankungen, die ebenfalls häufig auf allzu fettes Essen zurückgeführt werden. Abhilfe soll das Meiden von Fett und Fleisch, Butter und Sahne bringen. Stattdessen sollen viele Kohlenhydrate in Form von Brot, Nudeln und Reis gegessen werden, bei Gemüse und Obst sei reichlich zuzulangen, aufs Vollkornbrötchen soll Pflanzenmargarine gestrichen und über den Salat sparsam Rapsöl geträufelt werden.

Gesundheitsrisiko Fett und Cholesterin?

»Der ernährungswissenschaftliche Mainstream hat das Fett dämonisiert. Allerdings gelang es der Forschung selbst in 50 Jahren und mit Hunderten von Millionen Dollar nicht, zu beweisen, dass eine fettarme Kost dabei hilft, länger zu leben.« Dieses Zitat stammt von Gary Taubes, einem mehrfach ausgezeichneten New Yorker Wissenschaftsjournalisten. Er steht mit seiner Kritik keineswegs allein, denn das Dogma vom Fett als Gesundheitsrisiko war unter Wissenschaftlern von Anfang an umstritten. Dennoch hielt es sich hartnäckig.

Fettarm und kohlenhydratreich zu Diabetes und Infarkt?

Ein Leben lang sparsam mit Butter, Ei, Öl und Sahne – und nun soll alles umsonst gewesen sein? Für Gesundheitsbewusste mag das schockierend klingen, doch es kommt noch schlimmer: Denn vieles spricht inzwischen dafür, dass die üblichen Essvorschriften – fettarm, kohlenhydratreich – jene Zivilisationsleiden, die sie verhindern sollten, gefördert haben. Denn je fettärmer und je kohlenhydratreicher die Kost, desto ungünstiger fallen die Risikofaktoren wie Blutcholesterin, Blutfette, Blutdruck, Blutzucker und Insulin aus. Das gilt in erster Linie für Übergewichtige, Bewegungsmuffel und Menschen mit gestörtem Zucker- und Fettstoffwechsel. Vor allem Patienten mit dem sogenannten Metabolischen Syndrom, einer Vorstufe der Zuckerkrankheit, bei der die Blutfette (Triglyzeride) hoch sind, das »gute« HDL-Cholesterin niedrig und das Insulin relativ unwirksam ist (Insulinresistenz), profitieren davon, weniger Kohlenhydrate und mehr

Die Verdammung der Fette könnte sich als einer der größten Fehler in der Geschichte der Ernährungswissenschaft erweisen.

hochwertige Fette zu essen. Genau ihnen wird von offizieller Seite aber noch immer zum Fettsparen und zu mehr Kohlenhydraten geraten. Ist es da verwunderlich, dass es heute immer mehr übergewichtige Diabetiker gibt?

Was ist schiefgelaufen? Im Grunde war es so, dass man statistische Zusammenhänge in Ursache-Wirkungs-Zusammenhänge umgemünzt, sie zum Dogma erhoben und daraus Ernährungsempfehlungen für alle abgeleitet hat. Das ist kein besonders wissenschaftliches Vorgehen. Alles begann mit einer Hypothese in den fünfziger Jahren: Damals hatte der amerikanische Biochemiker Ancel Keys' den Fettverbrauch in verschiedenen Ländern mit den Herzinfarktraten verglichen und einen parallelen Anstieg gefunden. Dies war die Geburtsstunde der Fett-Infarkt-Hypothese. Obwohl Keys' Arbeiten von Anfang an kritisiert wurden, – er hatte beispielsweise nur die Länder in seinen Vergleich einbezogen, die in sein Konzept passten – gelang es ihm, seine Hypothese publik zu machen und ihm gewogene Ärzte in die entscheidenden gesundheitspolitischen Gremien zu bringen. So kam es, dass die fettarme Kost ohne entsprechende Belege zur Herzschutzkost avancierte und sich von den USA auch nach Europa ausbreitete. Wurde sie zunächst nur für Patienten mit Arteriosklerose und Herzinfarkt als Therapie verordnet, kam es in den achtziger Jahren zu einer Ausdehnung der Empfehlungen auf die Vorbeugung von Herz-Kreislauf-Erkrankungen. Seither sollen auch alle gesunden Erdenbürger, die älter als zwei Jahre

Von der Statistik zum Dogma

sind, fettarm und kohlenhydratreich essen. Und das, obwohl sich bis heute weder der Fett- noch der Cholesterinverzehr als Krankheitsursache erwiesen hat.

> *Arteriosklerose*
> **Die »Gefäßverkalkung« ist eine Verhärtung der Blutgefäße und eine Verdickung der Gefäßwände, die mit dem Alter zunimmt. Zu Einlagerungen von Cholesterin kommt es an jenen Stellen, an denen die Innenwand der Blutgefäße aus irgendeinem Grund geschädigt ist, z. B. durch Rauchen, Entzündungen, Stress, »ranzige« Fette, Infektionen oder hohen Blutdruck. Die Schädigung löst ein kompliziertes System von Schutz- und Reparaturmaßnahmen des Körpers aus. Dazu gehören das Anlocken von Immunzellen (Makrophagen), eine erhöhte Gerinnungsneigung und die Einlagerung von Cholesterin. In der Folge entstehen Ablagerungen, sogenannte Plaques, die das Blutgefäß verengen oder platzen und ein Blutgerinnsel freisetzen, das die Arterie verstopft.**

Das »böse« Cholesterin

Trotz aller Widersprüche und Fehler, trotz zahlloser Gegenbeweise und nicht erfüllter Erwartungen, hält sich die Hypothese vom »bösen« Fett und den »guten« Kohlenhydraten bis heute. Eines der Hauptargumente für die kohlenhydratreiche, fettarme Kost lautet, dass sie den Cholesterinspiegel, vor allem das »böse« LDL-Cholesterin, senkt, während (manche) gesättigte Fette ihn anheben. Ein hohes LDL-Cholesterin gilt als Risikofaktor für Herz-Kreislauf-Erkrankungen. Es ist aber keine Ursache, so wenig wie das Aufleuchten der Tankanzeige eine Ursache für den leeren Tank ist. Zudem findet sich bei mehr als der Hälfte aller Infarkt-Patienten kein erhöhter Cholesterinspiegel.

Dennoch starrt alle Welt auf das »böse« LDL-Cholesterin. Das sinkt tatsächlich, wenn fettarm gegessen wird. Gleichzeitig verschlechtern sich aber mehrere andere Risikofaktoren: Die Blutfette (Triglyzeride) steigen, das »gute« HDL-Cholesterin sinkt und die Gerinnungsneigung des Blutes erhöht sich. Darüber hinaus werden die LDL-Partikel unter einer kohlenhydratreichen, fettarmen Kost auch noch kleiner und kompakter, was sie erst problematisch für die Blutgefäße macht. Wer mehr (gesättigtes) Fett isst, hat größere und damit unproblematischere LDL-Partikel im Blut. Unterm Strich kann sich durch eine fettarme, kohlenhydratreiche Diät das Risikoprofil verschlechtern, insbesondere bei Patienten mit Metabolischem Syndrom und Diabetes.

Unbestritten ist, dass Diabetes, Metabolisches Syndrom, Übergewicht und Bluthochdruck das Risiko für Herzinfarkt und Schlaganfall erhöhen. Unbestritten ist auch, dass sowohl Übergewichtige als auch Metaboliker, Diabetiker und Hochdruckkranke häufig erhöhte Cholesterin- und Blutfettwerte aufweisen. Da Cholesterin und Fett nicht die Ursache dafür sind, muss es andere Ursachen geben, die sowohl das Krankheitsrisiko erhöhen als auch die Blutwerte verschlechtern.

Neben einer genetischen Veranlagung, die sich nicht ändern lässt, kommen folgende veränderbare Faktoren dafür in Frage:

- Eine allgemeine Überernährung
  Zu viel von allem, nicht nur Fett, sondern auch zu viele Kalorien, zu viele Kohlenhydrate, zu viel Alkohol. Dies fördert Übergewicht, hohe Blutfette, Entzündungen und Insulinresistenz. Je mehr Insulin im Blut ist, umso höher steigen Cholesterin, Entzündungsmarker und Blutdruck.
- Stress und Angst
  Beides erhöht den Kortisonspiegel und den Blutdruck, zu viel Kortison fördert Übergewicht und Insulinresistenz.
- Bewegungsmangel
  Fördert die Insulinresistenz, lässt das »gute« HDL-Cholesterin sinken und verhindert angemessenen Stressabbau. Wer sich wenig bewegt, hat weniger Muskelmasse und setzt leichter Fett an.
- Entzündungen und Rauchen
  Rauchen und Entzündungen schädigen die Gefäße und lassen den Blutdruck steigen.

Fette und Gefäßschutz

Ein Blick in die Töpfe der verschiedenen Kulturen auf dieser Erde hätte eigentlich ausreichen müssen, um die natürlichen, ungehärteten Fette in Sachen Herzinfarkt freizusprechen. So aßen die Südsee-Insulaner traditionell viel Kokosfett, das reich an gesättigten Fettsäuren ist, ohne vermehrt am Infarkt zu versterben. Auch in westlichen Gesellschaften lassen sich fettreiche Lebensmittel finden, deren Verzehr vor Herzinfarkt und Schlaganfall schützt: Nüsse und die fetten Fischsorten wie Hering, Makrele, Lachs oder Thunfisch. Speisefette, die reich an einfach ungesättigter Ölsäure sind – wie Oliven- und Rapsöl, aber auch Avocados und Geflügelschmalz – senken das LDL-Cholesterin und die Blutfette und heben das »gute« HDL-Cholesterin an, wenn sie im Austausch gegen Kohlenhydrate verzehrt werden. Im Rahmen einer kohlenhydratverminderten Kost fällt sogar der cholesterinsteigernde Effekt der gesättigten Fettsäuren weg.

Es steht also ein lange überfälliger Paradigmenwechsel an, der nicht nur die Fette, sondern auch das Eiweiß rehabilitieren muss. Er wird auch die Ernährungsempfehlungen bei Diabetes und anderen Erkrankungen betreffen, denn die wurden maßgeblich von der Fett-Infarkt-Hypothese beeinflusst.

So ist in vielen Ratgebern noch zu lesen, auch zum Schutz vor Krebs solle der »Verzehr fetthaltiger Lebensmittel, insbesondere solcher tierischen Ursprungs« eingeschränkt werden. Allerdings hatten auch hier die meisten wissenschaftlichen Studien keinen Zusammenhang zwischen Fettkonsum und Krebsrisiko gefunden, auch nicht bei Darm- und Brustkrebs. Die Experten, die uns dennoch vor dem (tierischen) Fett warnen, wissen das natürlich. Sie sagen es aber nicht, vielleicht weil sie einen Rückzieher peinlich fänden oder weil sie den Menschen nicht zutrauen, mit diesen Informationen angemessen

Fette und Krebsschutz

umzugehen. Man zieht sich anders aus der Affäre und begründet die Fettsparempfehlungen zur Krebsvorbeugung mit der Verhütung von Herz- und Gefäßkrankheiten – wozu sie sich ja ebenfalls nicht bewährt hatten.

Rolle des Insulins

Kohlenhydrate locken im Körper das Hormon Insulin an, das ist normal und wichtig. Ein dauerhaft oder zu häufig stark erhöhter Insulinspiegel ist dagegen problematisch. Er fördert nicht nur die Fetteinlagerung, sondern stimuliert auch das Wachstum von Krebszellen. Da zudem ein hoher Körperfettanteil ein bedeutender Risikofaktor für etliche Krebserkrankungen darstellt (Brust nach den Wechseljahren, Darm, Gebärmutter, Niere, Bauchspeicheldrüse), verschiebt sich auch in der Krebsforschung ganz allmählich der Fokus vom Fett auf die Kohlenhydrate, auf den Insulin- und Zuckerstoffwechsel. Natürlich lässt sich über die Ernährung, zumal über einzelne Nährstoffe, nicht alles erklären, zu komplex sind die Krankheiten. Die bisherigen pauschalen Warnungen vor Fett (und Fleisch) sind jedoch ebenso überholt wie die übermäßige Bevorzugung großer Kohlenhydratmengen.

Kräuter gegen Krebs?

Unstrittig ist, dass bestimmte Inhaltsstoffe aus Gewürzen, Kräutern und Kohlgemüse in der Lage sind, die Bildung krebserregender Stoffe zu verhindern oder einmal entstandene unschädlich zu machen. Marinieren und Würzen sowie die Sitte, einen Salat, Senf und Würzsoßen als Beilage zu Gegrilltem zu essen, dienen also nicht nur dem Genuss, sondern auch der Gesundheit. Vermutlich mögen wir diese Kombinationen deswegen so gerne, weil der Körper »merkt«, dass sie ihm gut tun. Jedenfalls tragen Salate, Kräuter, Obst und Gemüse auf diesem Weg sehr wohl zum Krebsschutz bei – sie sind aber keine Wunderwaffen.

Diese Beispiele mögen verdeutlichen, dass sich schwere Erkrankungen wie Krebs oder Herzinfarkt nicht durch Fleisch- oder Fettverzicht vermeiden lassen. Auch wenn eine nicht allzu üppige und dennoch ausgewogene Ernährung zum Schutz vor diesen Krankheiten beiträgt, sollten pauschale Regeln stets mit Skepsis betrachtet werden. Vor allem, wenn sie sich an Gesunde richten. Denn wer gesund ist, braucht weder Schonkost noch eine Herzdiät.

Wer krank ist oder unter einer Stoffwechselstörung leidet, gehört zum Arzt und sollte sich von einem erfahrenen Ernährungsexperten individuell beraten lassen. Nur so kann herausgefunden werden, welche Ernährungs- und Diätmaßnahmen jeweils sinnvoll sind und greifen. Anhand der persönlichen Erfahrungen und konkreter Labor- und Messwerte lässt sich dann zeigen, welche Fette günstig sind, ob das Salzsparen wirklich den Blutdruck senkt und wie ungünstig sich manche Kohlenhydrate auf die Blutfette und den Blutzuckerspiegel auswirken, ob dem Rheumapatienten tatsächlich kein Schweinefleisch bekommt, wer auf Fruchtzucker mit einer Fettleber reagiert, wer mehr und wer eher weniger Milch trinken sollte und ob die Makrelendiät tatsächlich die Risikofaktoren für den Infarkt senkt.

Bei Krankheit individuelle Beratung

»Fast Food macht dick und krank«

Der Einfluss von Fast Food und anderen Schnellgerichten

Fast Food im Experiment

Spätestens seit Morgan Spurlocks Kinofilm »Super Size Me« sind Fast Food & Co. unter Druck: Leberverfettung, Gewichtszunahmen, sexuelle Unlust und schlechte Cholesterinwerte sollten allein durch eine dreißigtägige Maximenü-Verpflegung bei McDonald's entstanden sein. Geglaubt haben das viele – auch wenn sich keine von Spurlocks Angaben nachprüfen ließ. Einmal davon abgesehen, dass ein dreißigtägiges Überfressen im Gourmettempel ebenfalls desaströse Effekte haben würde – als schwedische Wissenschaftler das Fast-Food-Experiment unter kontrollierten Bedingungen wiederholten, fielen die Folgen der organisierten »Fressorgie« individuell sehr unterschiedlich aus. Manche Probanden nahmen viel zu, andere wenig. Eine Studentin nahm binnen vier Wochen gut neun Kilo zu, fand sich danach zwar nicht mehr schön, fühlte sich psychisch allerdings »sehr, sehr gut«. Die Leberwerte änderten sich nur bei einigen, die Cholesterinspiegel sanken beim einen und stiegen bei anderen. Bei manchen war nach einem Monat doppelter Kalorienzufuhr und Sportverbot das »böse« LDL-Cholesterin gesunken und das »gute« HDL gestiegen. Auch das zeigt, dass Menschen höchst unterschiedlich auf ein und dieselbe Ernährungsmaßnahme reagieren.

Fast Food, das schnelle Essen aus der Burgerkette, dem Dönerstand oder der Frittenbude, macht kurzfristig und bei gelegentlichem Konsum sicher nicht dick und krank. Langfristig kann das anders aussehen. Zumindest fanden einige Beobachtungsstudien mehr Übergewicht oder eine größere Gewichtszunahme bei Menschen, die öfter in Fast-Food-Ketten essen. Dennoch bleiben viele Fragen offen, etwa die, wie Fast Food das Dickerwerden begünstigen soll.

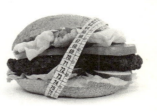

Portionsgröße

Nomen est omen – Fast Food wird rasch verzehrt. Zum Sattwerden brauchen wir aber ungefähr eine Viertelstunde. Das könnte erklären, warum ein hastig verschlungenes Essen – egal, ob zuhause oder im Fast-Food-Tempel – nicht richtig sättigt. Ein zweites Problem sind die Portionsgrößen, die im Lauf der letzen Jahre immer üppiger wurden. Weil die Portionsgröße die verzehrte Nahrungsmenge entscheidend beeinflusst, wird von größeren Menüs auch mehr gegessen: 50 Prozent mehr Popcorn aus großen Tüten, 31 Prozent mehr Eis aus großen Waffeln und 76 Prozent mehr Suppe aus nachfüllbaren Tellern.

Energiedichte

Ein drittes Problem bei Gerichten aus Schnellrestaurants ist die Energiedichte, also die Kalorienmenge pro Portion oder pro 100 Gramm der kompletten Mahlzeit (nicht einzelner Lebensmittel). Natürlich kann man auch in Fast-Food-Ketten Salat und Mineralwasser bestellen, sie bieten hier sogar mehr Auswahl als Frittenbuden. Das typische »Menü« besteht allerdings aus Burgern, Pommes und Softdrinks, also Limo, Cola oder Eistee, die mit ihrem hohen Fruchtzuckergehalt die Fettproduktion in der Leber anregen. Mit rund 275 kcal pro 100 Gramm ist ein solches Fast-Food-Menü viel energiedichter als übliches Essen: Es liefert 65 Prozent mehr Kalorien als die britische Durchschnittskost (170 kcal / 100 g), mehr als doppelt so viele, wie für eine gesunde Ernährung empfohlen werden (130 kcal / 100 g), und zweieinhalb Mal so viel wie eine traditionelle afrikanische Kost (110 kcal / 100 g). Unsere kurzfristige Appetitregulation reagiert eher auf das Gewicht einer Speise als auf ihren Kaloriengehalt. Deswegen eignen sich Gerichte mit hoher Energiedichte besonders zum Überessen.

Gestörte Appetitregulation

Bliebe immer noch die Frage, warum nicht alle Fast-Food-Liebhaber dick werden. Amerikanische Wissenschaftler sind ihr nachgegangen. Es zeigte sich, dass dünne Kinder und Jugendliche genauso häufig Fast Food essen wie dicke, und alle futtern zu viel davon: zwischen 57 und 67 Prozent des gesamten Tagesbedarfs an Kalorien mit einer einzigen Mahlzeit. Der Vergleich ganzer Tagesprotokolle ergab, dass aber nur die übergewichtigen Jugendlichen an »Fast-Food-Tagen« 400 Kilokalorien mehr aßen als an Tagen ohne Fast Food. Schlanke Jugendliche können das Überessen durch Fast Food offenbar besser kompensieren. Ihre interne Appetitregulation funktioniert besser – sie verhalten sich nicht etwa vernünftiger als übergewichtige Jugendliche. Was stört deren Appetitregulation?

Ein möglicher Kandidat ist Glutamat, das als »Geschmacksverstärker« (E 621) in vielen Fertigprodukten und Fertigwürzen eingesetzt wird und über Tomatenkonzentrat, Hefe- und Milcheiweißerzeugnisse in die Lebensmittel gelangt. Offiziell gilt es als harmlos. Es gibt jedoch eine Menge Anhaltspunkte dafür, dass Glutamat empfindliche Personen gefräßig macht. Im Tierversuch störte es die Appetitregulation im Gehirn und führte zu Wachstumsstörungen.

Glutamat

Übliche Fast-Food-Menüs sind zudem sehr insulinogen, denn ein Großteil ihrer Kalorien stammt aus leicht verfügbaren Kohlenhydraten, also aus Zucker und Stärke. Um sie zu verwerten, braucht der Körper Insulin, das Hormon der Bauchspeicheldrüse. Werden mehr Kohlenhydrate gegessen als gerade verbraucht werden, und das ist der Regelfall, sorgt Insulin dafür, dass die Überschüsse in Fett umgewandelt und in die Depots eingelagert werden. Der Fettgehalt spielt hier nur eine untergeordnete Rolle, denn ohne Insulin, das heißt ohne Kohlenhydrate, gibt es keine Fetteinlagerung.

Fett durch Kohlenhydrate und Insulin

Für problematisch halten Wissenschaftler die Fettqualität. Denn neben Fertiggerichten, Backwaren, Knabbereien und Tütensuppen enthalten auch Fast-Food-Gerichte noch immer zu viele trans-Fettsäuren. Sie gelangen vor allem durch die industrielle Teilhärtung von flüssigen Ölen in unsere Nahrung. Trans-Fettsäuren verfestigen Öle, etwa für die Herstellung von Brat- und Backfetten, früher auch für Margarinen. Wenn es eine

Problem trans-Fettsäuren

ERNÄHRUNG ZWISCHEN GESUNDHEIT UND KRANKHEIT

Art von ungesunden Fettsäuren gibt, dann sind es diese trans-Fettsäuren. Sie werden vom Körper in die Zellmembranen eingebaut und können deren Eigenschaften ungünstig verändern. Sie reichern sich im Körperfett an und behindern die Nutzung anderer Fettsäuren, indem sie die entsprechenden Enzyme blockieren. Sie erhöhen das »böse« LDL-Cholesterin, senken zugleich das »gute« HDL-Cholesterin und vermindern die Insulinempfindlichkeit der Körperzellen. In einigen Beobachtungsstudien ging ein hoher Verzehr von trans-Fettsäuren mit erhöhten Infarktraten bei Erwachsenen und mit Entwicklungsstörungen bei Kindern einher.

Problem Oxy-Cholesterine

Trans-Fettsäuren sind (noch) nicht deklarationspflichtig. Aber sie sind praktisch, weil sie billig und lange haltbar sind, über gute technologische Eigenschaften verfügen und nicht so schnell »ranzig« werden wie empfindliche hochwertige Pflanzenöle. Ähnlich sensibel wie diese sind frische Eier, Milch und Sahne. Deswegen werden sie für die industrielle Lebensmittelproduktion meist in getrockneter, pulverisierter Form eingesetzt. Geschieht die Trocknung unter Luftzutritt, wird das enthaltene Cholesterin »ranzig«, es oxidiert. Während natives Cholesterin unproblematisch für den Körper ist, lösten Oxy-Cholesterine sowohl im Tierversuch als auch in menschlichen Zellen genau solche Veränderungen aus, die für Arteriosklerose und Herzinfarkt verantwortlich gemacht werden: Sie verändern die Zellmembranen, hemmen die Bildung von Signalstoffen, fördern das Zusammenkleben von Blutplättchen und stören den Abbau des LDL-Cholesterins. Sie verändern die Verteilung des Cholesterins im Körper und fördern die Bildung von Plaques in den Blutgefäßen. Über Ei- und Milchpulver gelangen sie in Gebäck, Fertigprodukte und Fast Food. Somit hängt deren gesundheitliche Wirkung von den Produktionsprozessen der Zutaten ab. Davon erfahren die Verbraucher in der Regel aber nichts.

Ganz wegdenken lassen sich Fast Food & Co. aus unserem modernen Leben kaum. Nicht jeder hat die Zeit, das Geld, die Lust und die Fähigkeiten, immer frisch und selbst zu kochen. Ab und an eine Fertigpizza, hie und da ein Essen im Fast-Food-Lokal oder der gelegentliche Griff in die Keksdose sind auch kein Problem. Allerdings sind die gesundheitlichen Auswirkungen der problematischen Ingredienzien noch keineswegs abschließend erforscht. Das wäre ein Argument, doch öfter selbst zu Kochlöffel und Schneebesen zu greifen und über die Inhaltsstoffe seiner Mahlzeiten einstweilen selbst zu entscheiden. Zumal es genug einfache Rezepte gibt, die wenig Zeit benötigen. Oder man greift zu Fertigprodukten, die echte Butter, richtige Gewürze, nennenswerte Mengen Fleisch oder Gemüse und ungehärtete Fette enthalten. Es gibt sie, man muss nur ein wenig suchen.

»Man ist, was man isst«

Was ist gesunde Ernährung?

»Allesfresser« Mensch

Wie gesund sind Obst und Gemüse nun genau? Wie viel Alkohol oder Wurst ist dem Wohlergehen zuträglich? Wie oft kann man bedenkenlos Pommes essen? Eine einfache Antwort darauf gibt es nicht. Was wir wissen ist, dass im Übermaß alles ungesund sein kann. Wir wissen auch, dass der Mensch eine gewisse Auswahl an Nahrungsmitteln benötigt, weil er von Natur aus ein »Allesfresser« ist wie das Schwein und die Bären. Ein anderes Konzept hat die Natur bei den Koalas angewandt. Sie brauchen nur Eukalyptusblätter – aber sie haben auch keine Alternative. Mit seinem Verdauungstrakt ist der Mensch darauf ausgelegt, sich mit vielen verschiedenen Lebensmittelkombinationen ausreichend und gesund ernähren zu können. So wie es viele Wege nach Rom gibt, gibt es auch eine Fülle an Möglichkeiten, sich gesund zu ernähren. Ein Blick auf die vielen traditionellen Esskulturen rund um den Globus zeigt das schon. Es darf also jeder nach seinem Geschmack glücklich werden.

Essen für den Körper und die Psyche

Natürlich braucht der Körper seine Nährstoffe, fördern zahlreiche Wirkstoffe aus der Nahrung das Gesundbleiben und Gesundwerden. Was und wie wir essen wirkt auf die Psyche, beeinflusst die Belohnungszentren im Gehirn und nimmt einen wichtigen Platz im gesellschaftlichen Leben ein. Gesunde Ernährung bedeutet also, dem Körper das zu geben, was er braucht, dem Gaumen, was ihm schmeckt und dem Gehirn, was ihm Wohlbefinden bereitet. Dies gelingt am einfachsten, wenn Lebensmittel aus folgenden Gruppen – ihre Verträglichkeit vorausgesetzt – regelmäßig und in bekömmlicher, schmackhafter Zubereitung verzehrt werden:

- Gemüse, Salate und Obst
- Fleisch, Fisch, Eier
- Milch und Milchprodukte
- Nüsse, Hülsenfrüchte und Samen
- traditionell verarbeitete Getreideprodukte
- ungehärtete Fette und Öle
- Wasser
- Genussmittel (mit Augenmaß)

Wie viel aus jeder Gruppe gegessen wird, ob das Gemüse roh oder gekocht verspeist wird, ob die Milch vollfett oder mager ist, ob Bio- oder konventionelle Eier gekauft werden und ob Fisch oder Linsen auf den Tisch kommen, darf individuell nach Appetit, Verträglichkeit und Geldbörse entschieden werden. Genau das scheinen viele Verbraucher auch zu tun. Wie die repräsentative Nationale Verzehrstudie ergab, richten nur vier Prozent der Deutschen zwischen 14 und 80 Jahren ihre Ernährung anhand bestimmter Regeln aus oder verfolgen eine bestimmte, meist vegetarische Ernährungsweise.

Individuelle Bedürfnisse

Wo bleibt die Esskultur?
Angesichts der Ursache-Wirkungs-Logik, der das Essen und das In-Form-Bleiben heute unterworfen sind, kommen die kulturellen Aspekte der Nahrungsaufnahme viel zu kurz. Das Konzept, Schlankheit oder »Gesundheit als Produkt spezifischer Nahrungsmittel und Inhaltsstoffe« zu konstruieren, so die Frankfurter Gesundheits- und Sozialwissenschaftlerin Lotte Rose, ist »eindimensional und unterkomplex«. Die Menschen ernähren sich heute anders als früher, auch weil es gesellschaftliche Veränderungen gegeben hat. Die heutige Grenzenlosigkeit des Essens befreit uns zweifellos von vielen Zwängen der Vergangenheit. Doch scheint sie auch zu einer geringeren Befriedigung des Esstriebes zu führen. Rose vermutet, dass so ein Teufelskreis aus ständigem Überessen bei gleichzeitigem Unbefriedigtsein in Gang kommt. Zielführender als disziplinierende Diätprogramme sei es, die sozialen und emotionalen Aspekte des Essens zu berücksichtigen und anstelle von äußeren Normen eine gesundheitsfördernde Esskultur zu entwickeln.

Dass allzu viel Alkohol, Limonaden, Süßkram, Bratwürste oder Sahnetorten der Gesundheit und der Figur nicht zuträglich sind, versteht sich von selbst. Etwas Augenmaß ist also durchaus angebracht – ein stets erhobener Zeigefinger sicher nicht. Wer tatsächlich zu dick ist, weil er für seine Verhältnisse zu viel futtert oder trinkt, muss sich selbstkritisch fragen, ob er Essen und Trinken als Trost oder Zeitvertreib missbraucht. Das lässt sich ändern. Essverbote und starre Regeln führen jedoch selten zu einer schlankeren Silhouette oder zu besserer Gesundheit, sondern eher dazu, dass die Gedanken nur noch um das Verbotene kreisen.

Menschen unterscheiden sich nicht nur in ihrer Schuhgröße, sondern auch in dem, was ihrem Körper und ihrer Psyche guttut. Immer mehr Studien deuten darauf hin, dass die genetische Ausstattung des Einzelnen seine Krankheitsrisiken entscheidend prägt: So steuern die Gene z. B. die Aktivität jener Enzyme, die krebserregende Stoffe entgiften oder das Herzinfarktrisiko beeinflussen. Deswegen sind pauschale Ernährungsempfehlungen für alle nicht sinnvoll. Was dem einen nützt, kann dem nächsten schaden. Das gilt für den Genuss von Fleisch ebenso wie für Alkoholkonsum oder die Verträglichkeit von Vitaminen oder Ballaststoffen.

Eine einzige richtige Ernährung für alle gibt es nicht!

Wer krank ist, gehört in Behandlung. Wer sich jedoch eines stabilen Gewichts erfreut und weder Probleme mit seiner Ernährung (Blähungen, Unverträglichkeiten, Völlegefühl, Heißhunger) noch mit seiner Gesundheit hat, möge mit Genuss und Freude so weiteressen wie bisher!

»Da kennt sich ja keiner mehr aus«

Mut zur Wissenslücke

Was soll man glauben?

Dauernd diese Neuigkeiten. Galten bislang vor allem die Fette und die tierischen Lebensmittel als großes Gesundheits- und Gewichtsrisiko, so geraten nun die Kohlenhydrate ins Visier und immer häufiger erreichen uns Meldungen über Lebensmittelinfektionen durch pflanzliche Kost. So lauern Salmonellen nicht nur im Schweinernen oder auf Eierschalen, sondern auch auf und in Salatblättern. Hieß es lange Zeit, Kaffee und Tee seien Flüssigkeitsräuber und dürften bei der täglichen Trinkmenge nicht mitgerechnet werden, können ältere Damen beim Kaffeekränzchen nun aufatmen. Mittlerweile ist klar: Solange der Genuss koffeinhaltiger Getränke in einem vernünftigen Rahmen bleibt, beeinträchtigt er die Wasserbilanz nicht.

Beim Lesen von Ernährungstipps kann einen schon das Gefühl überkommen, da kenne sich keiner mehr aus. Heute so, morgen anders herum – was sollen wir denn nun glauben? Zur Beantwortung dieser Frage gilt zu bedenken:

- ■ Wissenschaft ist Wandel
  Auch Fachleute lernen jeden Tag etwas Neues hinzu! Erkenntnisgewinn ist Sinn und Zweck jeder Wissenschaft. Daher sind neue Erkenntnisse zu erwarten, vor allem, wenn sich Methoden verbessern und mehr Geld in die For-

schung investiert wird. Neuigkeiten sollten uns daher freuen, bergen sie doch auch die Chance, künftig besser zu essen oder »alte Zöpfe abzuschneiden«.

■ Ernährungsforschung ist komplex
Da wir mehrmals täglich eine Fülle verschiedener Dinge essen und trinken, ist es nicht leicht, exakte Forschung zu betreiben. Zumal wir in Ernährungsdingen vergesslich sind und bei Angaben zu Verzehrsmengen zum Schummeln neigen, insbesondere bei Schleckereien und Alkohol. Dazu kommt, dass eine Änderung eine andere nach sich zieht: Wer seinen Brot- oder Wurstkonsum reduziert, isst von etwas anderem mehr. Das eine wie das andere kann sich gesundheitlich auswirken, doch welcher Effekt ist der ursächliche?

■ Irren ist menschlich
Auch Wissenschaftler sind Menschen und können sich irren. So glaubte der Amerikaner Ancel Keys Anfang der fünfziger Jahre, das Nahrungs-Cholesterin würde die Blutgefäße verstopfen. Bald erkannte er, dass das nicht stimmt und verdächtigte stattdessen die gesättigten Fette – ein weiterer Irrtum, der sich allmählich aufklärt. Das Irren der Menschen können wir nicht abschaffen. Es wäre aber hilfreich, sie könnten es zugeben. Damit haben viele ein Problem, auch viele Wissenschaftler, vor allem, wenn sie sich lange sehr festgelegt hatten. Das ist zwar ebenfalls menschlich, aber unwissenschaftlich.

Ernährung und Wissenschaft

Am Anfang einer wissenschaftlichen Erkundung steht entweder eine Idee oder eine Beobachtung, woraus der Forscher eine Hypothese formuliert, die in weiteren Studien rigoros getestet werden muss. Finden sich gegenteilige Fakten, muss die Hypothese verworfen werden. Die Ernährungswissenschaft gab aber häufig schon aufgrund von Beobachtungen oder Ideen voreilig Ernährungsempfehlungen. Die mögen gut gemeint gewesen sein, wissenschaftlich belegt waren sie aber nicht. Bestätigen neuere Studien die Empfehlung dann nicht, ist das Dilemma groß.

Zur teilweisen Ehrenrettung der Ernährungswissenschaftler sei aber auch gesagt, wie gierig die Medien auf knallige Schlagzeilen sind à la »Erdbeeren schützen vor Krebs«. Dass sich dahinter oft nur ein Tierversuch verbirgt, der zwar wissenschaftlich spannende Details ergab, jedoch keine Empfehlung an Menschen rechtfertigt, erfahren Leser, Zuschauer und Hörer, wenn überhaupt, oft nur im Nebensatz. Den Verbrauchern muss klar sein, dass es unmöglich ist, aus jedem erforschten Detail Tipps für die Praxis abzuleiten. Wer das tut, handelt unseriös und verzettelt sich. Solange keine handfesten Erkenntnisse vorliegen, muss sich die Wissenschaft mit »Tipps« zurückhalten.

Gesunder Menschenverstand

Beim Lesen von Neuigkeiten rund um die Ernährung ist also stets eine gewisse Skepsis angebracht. Das Einholen einer zweiten Meinung und die folgenden Fragen helfen beim Einordnen:

■ Woher stammen die neuen Erkenntnisse?
Die Ergebnisse von Tier- oder Reagenzglasversuchen sind oft nur für Forscher interessant. Ob sie auf Menschen übertragbar sind, vermag in diesem Stadium meist noch niemand zu sagen.

■ Was genau wurde untersucht?
Wenn es heißt, dieses oder jenes schütze vor Infarkt oder Schlaganfall, wurden in den betreffenden Studien meist nur Veränderungen des Cholesterins oder des Blutdrucks gemessen. Dies sind Risikofaktoren, sie müssen aber nicht ursächlich an der Entstehung von Herz-Kreislauf-Erkrankungen beteiligt sein. Ein verringerter Cholesterinspiegel führt nicht zwangsläufig zu weniger Infarkten.

■ Welche Bevölkerungsgruppe wurde untersucht?
Was für Kranke sinnvoll ist, kann für Gesunde überflüssig oder schädlich sein. Was Senioren oder Dicken hilft, muss nicht auf Junge oder Dünne passen. Was für Männer richtig ist, kann für Frauen bedeutungslos sein. Daher kann auch die beste wissenschaftliche Studie keine hundertprozentig sicheren Ernährungsempfehlungen für alle garantieren.

Mit etwas mehr Gelassenheit und Mut zur Wissenslücke fährt man also besser. Immerhin kam die Menschheit Jahrtausende ohne Ernährungstipps aus und trotz aller Unkenrufe nimmt die Lebenserwartung weiter zu.

ERNÄHRUNG ZWISCHEN GESUNDHEIT UND KRANKHEIT

Schluss:
Wider den Ess-Stress!

Ist das nicht ärgerlich: Da kasteit man sich und missioniert die ganze Familie, um wenig später zu erfahren, dass Konventionellkäufer, Fleischesser und Vollmilchtrinker kein erhöhtes Krankheitsrisiko haben. Da möchte man zum Trost glatt zur Schokolade greifen, reflexartig natürlich zur dunklen mit mindestens 70 Prozent Kakaoanteil, um den Herzkranzgefäßen nebenbei ein paar »gesunde« Polyphenole zukommen zu lassen. Die Milchschokolade überlässt man wohl doch besser dem Nachwuchs, denn Studien bestätigen, dass Süßes bei Kindern – und nur bei ihnen – die Schmerzempfindung mindert. Da hatte Oma doch Recht, als sie wegen des blutenden Knies ein paar (!) Kekse rausrückte oder zum Trost einen Pudding kochte.

Was lässt sich aus alldem lernen?
- Selbst gut gemeinte Ernährungsratschläge können falsch sein. Die Ernährungswissenschaft ist noch immer ein gutes Stück davon entfernt, vollständig verstanden zu haben, wie gesunde Ernährung biologisch funktioniert.

- Die Verbraucher, zumal die gesunden, werden mit einer Fülle an überflüssigen Halbwahrheiten und ungesicherten Erkenntnissen tyrannisiert. Andererseits können alte Dogmen eine bessere Diätberatung für Kranke verhindern.
- Ernährung ist etwas Individuelles, eine einzige richtige Kost für alle gibt es nicht.
- Der Appetit als ein wichtiger innerer Ratgeber wird zu Unrecht ignoriert.
- Grundlagenwissen in Sachen Ernährung und Gesundheit ist sinnvoll. Eine gesunde Ernährung jedoch allein mit dem Verstand zusammenstellen zu wollen, ist unnötig und wenig Erfolg versprechend.
- Mindestens ebenso wichtig ist es, ein wenig über Lebensmittelqualität und Warenkunde zu wissen sowie Kochen und Genießen zu lernen.

Mit guten Grundnahrungsmitteln, ein paar Kochkenntnissen und ein wenig gesundem Menschenverstand ist gesunde Ernährung eigentlich ganz einfach. Mit diesen drei »Zutaten« ließe sich mehr für die gesunde Ernährung der ganzen Familie tun als durch das zwanghafte Befolgen all der gut gemeinten, häufig aber ungeprüften oder längst überholten Ratschläge, die uns alltäglich umschwirren. Sie lenken uns oft genug vom Wesentlichen ab: mit Ruhe, Genuss und Augenmaß zu essen und zu trinken. In diesem Sinne: Guten Appetit!

Anhang

Glossar

Adipositas	massives Übergewicht (Fettsucht), ab BMI 30 (BMI = Body-Mass-Index = Gewicht in kg/Größe in m²), z. B. ab 92 kg bei 1,75 m Größe
Adipöse	stark Übergewichtige
Allergen	Allergie auslösende Substanz, meist Eiweiß wie Kuhmilch- oder Sojaeiweiß
Aminosäuren	Eiweißbausteine, von den 20 benötigten kann der Körper neun nicht oder nicht ausreichend herstellen (= essenzielle oder unentbehrliche Aminosäuren), sie müssen gegessen werden
Biologische Wertigkeit	Qualitätskennzahl für Eiweiße (Proteine), gibt an, wie viel körpereigenes Protein aus einem Nahrungseiweiß aufgebaut werden kann, durch Kombination verschiedener Eiweiße (z. B. Kartoffel + Ei, Getreide + Milch) steigt die biologische Wertigkeit
China-Restaurant-Syndrom:	Muskelverspannungen, Kopfschmerzen, Kribbeln, Taubheits-, Schwäche- oder Hitzegefühle, treten bei empfindlichen Menschen nach glutamatreichen Speisen auf (häufig im China-Restaurant)

DHA	Docosahexaensäure, langkettige, sechsfach ungesättigte Fettsäure, die v. a. im Fett von Kaltwasserfischen wie Hering, Makrele und Lachs vorkommt, wirkt u. a. Entzündungsvorgängen entgegen, gilt als gefäßschützend und wichtig für Hirn und Nerven
EPA	Eicosapentaensäure, langkettige, fünffach ungesättigte Fettsäure, Wirkung s. DHA
essenziell	lebensnotwendig, muss mit der Nahrung zugeführt werden, weil vom Körper nicht oder nicht ausreichend herstellbar
Glykogen	Speicher-Kohlenhydrat (»tierische Stärke«) in Leber und Muskulatur für kurzfristige Energiebedarfsspitzen, z. B. bei Sprints
hypoton	Flüssigkeit, die weniger gelöste Partikel enthält als das Blut, Gegenteil = hyperton
Sekundäre Pflanzenstoffe	Stoffe, die von Pflanzen gebildet werden und nicht in erster Linie nährend wirken, sondern als Abwehrstoffe, Farbstoffe, Lockstoffe für Bestäuber, UV-Schutz etc.
vegane Kost	besonders strenge Form des Vegetarismus mit völligem Verzicht auf tierische Lebensmittel, also auch Milch, Ei und Honig

Empfohlene Nährstoffzufuhr pro Tag (DGE)

Alter	15-18	19-24	25-50	51-65	über 65
Protein Männer Frauen	60 g 46 g	59 g 48 g	59 g 47 g	58 g 46 g	54 g 44 g
Vit. A Männer Frauen	1,1 mg 0,9 mg	1 mg 0,8 mg	1 mg 0,8 mg	1 mg 0,8 mg	1 mg 0,8 mg
Vit. D	5 µg	5 µg	5 µg	5 µg	10 µg
Vit. B1 Männer Frauen	1,3 mg 1 mg	1,3 mg 1 mg	1,2 mg 1 mg	1,1 mg 1 mg	1 mg
Vit. B2 Männer Frauen	1,5 mg 1,2 mg	1,5 mg 1,2 mg	1,4 mg 1,2 mg	1,3 mg 1,2 mg	1,2 mg
Niacin Männer Frauen	17 mg 13 mg	17 mg 13 mg	16 mg 13 mg	15 mg 13 mg	13 mg
Vit. B6 Männer Frauen	1,6 mg 1,2 mg	1,5 mg 1,2 mg	1,5 mg 1,2 mg	1,5 mg 1,2 mg	1,4 mg 1,2 mg
Folsäure	400 µg	400 µg	400 µg	400 µg	400 µg
Vit. B12	3 µg	3 µg	3 µg	3 µg	3 µg
Vit. C	100 mg	100 mg	100 mg	100 mg	100 mg
Calcium	1,2 g	1 g	1 g	1 g	1 g
Phosphor	1,25 g	700 mg	700 mg	700 mg	700 mg
Magnesium Männer Frauen	400 mg 350 mg	400 mg 310 mg	350 mg 300 mg	350 mg 300 mg	350 mg 300 mg
Eisen Männer Frauen	12 mg 15 mg	10 mg 15 mg	10 mg 15 mg	10 mg	10 mg
Jod	200 µg	200 µg	200 µg	180 µg	180 µg
Zink Männer Frauen	10 mg 7 mg	10 mg 7 mg	10 mg 7 mg	10 mg 7 mg	10 mg 7 mg

mg = Milligramm, µg = Mikrogramm, DACH-Referenzwerte, Frankfurt 2000

Ausgewählte Internetadressen und vertiefende Literatur

www.bvl.bund.de
www.foodwatch.de
www.logi-methode.de
www.oekotest.de
www.transgen.de
www.verbraucherzentrale.de
www.das-eule.de
www.iqwig.de
www.medline.de
www.stiftung-warentest.de
www.ugonder.de
www.zusatzstoffe-online.de

Ernährung und Zivilisationskrankheiten

Gonder, U.: Fett!, Hirzel Verlag, Stuttgart 2005.
Taubes, G.: Good calories, bad calories, Knopf Verlag, New York 2008 (englisch).
Worm, N.: Syndrom X – ein Mammut auf den Teller, systemed Verlag, Lünen 2008.

Gesunde Ernährung und Gewichtsfragen

Pollmer, U. et al.: Prost Mahlzeit! Krank durch gesunde Ernährung, Kiepenheuer & Witsch, Köln 2000.
Schmidt-Semisch, H., Schorb, F.: Kreuzzug gegen Fette, VS Verlag, Wiesbaden 2008.
Worm, N.: LOGI-Methode. Glücklich und schlank, systemed Verlag, Lünen 2003.

Zusatzstoffe und Nahrungszusätze

Hermanussen, M., Gonder, U.: Der Gefräßig-Macher, Hirzel Verlag, Stuttgart 2008.
Grimm, H.-U.: Echt künstlich, Dr. Watson Books, Stuttgart 2007.
Pollmer, U., Niehaus, M.: Food-Design, Panschen erlaubt, Hirzel Verlag, Stuttgart 2007.

Abbildungsnachweis:

Abb. S. 21: © jak as – Fotolia.com; Abb. S. 25: © Confetti – Fotolia.com; Abb. S. 37: © Tommy Ingberg – Fotolia.com; Abb. S. 42: © Norebbo – Fotolia.com; Abb. S. 51: © systemed-Verlag Lünen; Abb. S. 57: © Robyn Mackenzie – Fotolia.com; Abb. S. 65: © Stuart Miles – Fotolia.com; Abb. S. 72: © rlat – Fotolia.com; Abb. S. 109: © dinostock – Fotolia.com